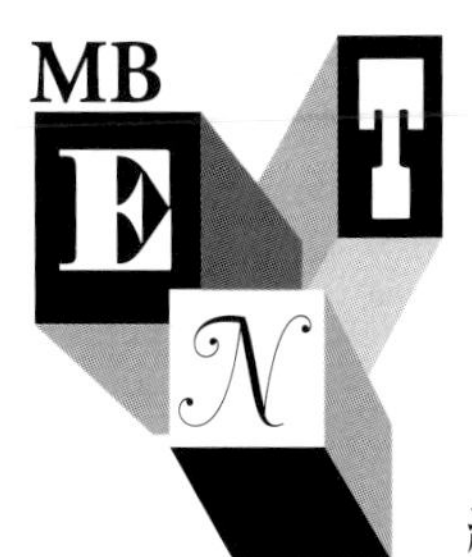

編集企画にあたって……

耳鼻咽喉科領域は，外来物質と直接接触する境界部であり，同時にこれらに対する生体防御機構の第一線監視部位でもある．生体防御は物理的・化学的防御と免疫系(自然免疫と獲得免疫)の防御によって担われているが，特に免疫による生体防御の機能不全や過剰反応，免疫寛容の破綻が関わる疾患は耳鼻咽喉科領域において，その頻度が高く，診断困難例や難治例に遭遇することも少なくない．そのため耳鼻咽喉科疾患の診断・治療においては，その異常を局所的に捉えるのではなく，全身的な背景をベースにした局所という疾患理解がしばしば必要になり，それは臨床医に求められる責務とも言える．

バイオテクノロジーの技術革新によって様々なアプローチが可能になってきたことで，基礎免疫研究が飛躍的に進んできた．ここから得られた新しい知見を基盤として，疾患データベースの利活用，研究領域の融合などによって臨床免疫学もまた進歩し，様々な疾患の原因や病態の解明が進んでいる．そして病態解明は更に新しい診断手法や新規薬剤を生み出している．アレルギー性鼻炎における舌下免疫療法，好酸球性副鼻腔炎における dupilumab，再発・転移頭頸部癌における nivolumab や pembrolizumab は，その最たるものであろう．これら治療薬の効果発現メカニズムのみならず，様々な有害事象のマネージメントにも病態理解は不可欠である．

今回の企画では，「知っておくべきアレルギー・免疫の知識」として耳，鼻，咽喉頭，腫瘍の各領域から特にその免疫病態を知っておいて欲しい疾患をピックアップし，それぞれの専門の先生方に詳しく解説いただいた．またアレルギー性疾患や腫瘍免疫学の領域でも注目され，生体恒常性維持に重要な働きをしている腸内細菌叢について，これまでに明らかになってきている様々な知見を紹介いただいた．今後，免疫システムの維持と密接に関係している腸内細菌叢の耳鼻咽喉科疾患発症への関与が明らかになるとともに，疾患の発症予防や治療法開発へと繋がっていくことを期待したい．

本書を一読いただくことで，多くの耳鼻咽喉科疾患にアレルギー・免疫が関与していることを再認識していただくとともに，読者のみなさんの疾患理解が深まり，臨床力アップの一助になることを願いたい．また，各先生方の解説は免疫学から拡がる将来展望や新しい医療の可能性まで言及されており，これからの耳鼻咽喉科領域の未来も同時に感じていただければと思う．

最後に，お忙しい中，本企画に時間を割いていただいた諸先生方に心より感謝申し上げます．

2023 年 11 月

近松一朗

KEY WORDS INDEX

和文

欧文

WRITERS FILE ライターズファイル（50音順）

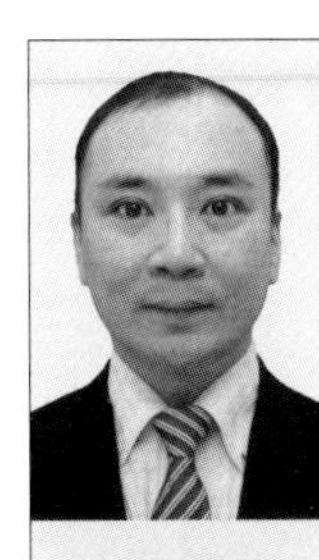

岡野　高之（おかの　たかゆき）

1998年　京都大学卒業
同大学耳鼻咽喉科入局
高槻赤十字病院，大阪赤十字病院を経て
2008年　京都大学大学院医学研究科博士課程修了
2008～12年　米国国立衛生研究所（NIH）客員研究員
2012年　京都大学医学部附属病院耳鼻咽喉科・頭頸部外科
2020年　同大学大学院医学研究科耳鼻咽喉科・頭頸部外科，講師
2023年　藤田医科大学医学部耳鼻咽喉科・頭頸部外科，臨床教授

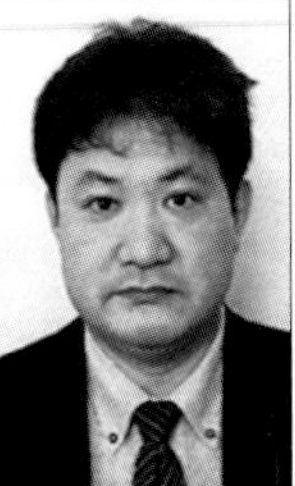

高原　幹（たかはら　みき）

1994年　旭川医科大学卒業
同大学耳鼻咽喉科・頭頸部外科入局
2003年　スウェーデン，カロリンスカ研究所留学
2013年　旭川医科大学耳鼻咽喉科・頭頸部外科，講師
2022年　同大学頭頸部癌先端的診断・治療学講座，特任准教授

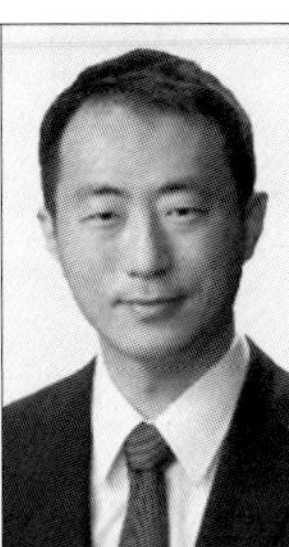

辻川　敬裕（つじかわ　たかひろ）

2004年　京都府立医科大学卒業
2006年　同大学耳鼻咽喉科・頭頸部外科学教室入局
2010年　慶應義塾大学先端研細胞情報研究部門，共同研究員
2013年　京都府立医科大学大学院医学研究科修了
2014年　米国 Oregon Health & Science University 細胞発達癌生物学，博士研究員
2017年　京都府立医科大学耳鼻咽喉科・頭頸部外科学教室，助教
2020年　同，学内講師

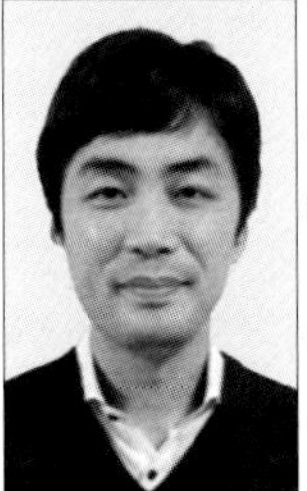

神谷　知憲（かみや　とものり）

2005年　東京工業大学生命理工学部卒業
2009年　東京大学大学院理学系研究科修士／博士課程修了
2015年　産業技術総合研究所-東京医科歯科大学
2018年　大阪公立大学（旧大阪市立大学）大学院医学研究科，助教

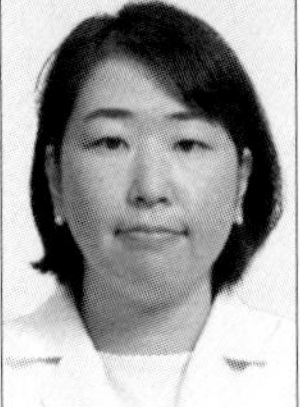

多田　紘恵（ただ　ひろえ）

2011年　秋田大学卒業
群馬大学医学部附属病院，臨床研修医
2013年　同大学耳鼻咽喉科・頭頸部外科入局
2018年　同大学医学部附属病院，助教
2020年　同大学大学院修了

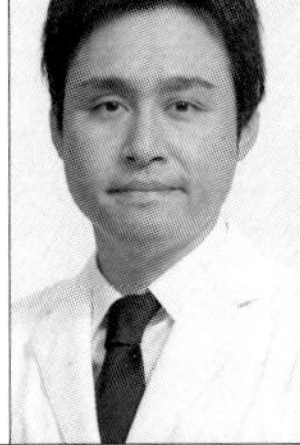

松山　敏之（まつやま　としゆき）

2008年　埼玉医科大学卒業
同大学国際医療センター初期研修
2010年　群馬大学大学院医学系研究科耳鼻咽喉科・頭頸部外科
2011年　伊勢崎市民病院耳鼻咽喉科
2015年　埼玉医科大学免疫学教室
2017年　群馬大学大学院医学系研究科耳鼻咽喉科・頭頸部外科
2018年　同大学大学院医学系研究科博士課程修了
2023年　同大学大学院医学系研究科耳鼻咽喉科・頭頸部外科，講師

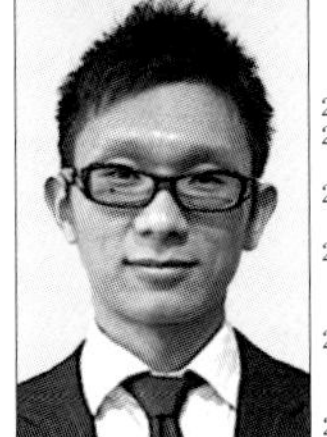

熊井　琢美（くまい　たくみ）

2008年　旭川医科大学卒業
2009年　同大学耳鼻咽喉科・頭頸部外科学講座入局
2012年　同大学病理学講座 免疫病理分野，助教
2014～16年　米国ジョージア州立大学癌研究所，博士研究員
2016年　旭川医科大学頭頸部癌先端的診断・治療学講座，特任助教
2018年　同，特任講師
2022年　同大学耳鼻咽喉科・頭頸部外科学講座，講師

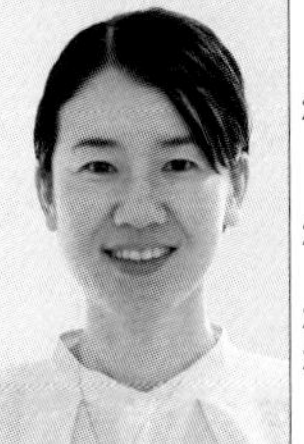

立山　香織（たてやま　かおり）

2003年　大分医科大学卒業
同大学耳鼻咽喉科・頭頸部外科入局
2005年　大分大学医学部耳鼻咽喉科・頭頸部外科
2018年　同，病院特任助教
2020年　同，助教

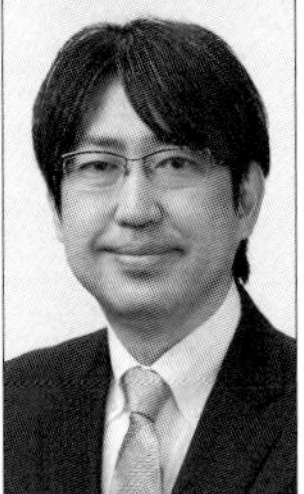

米倉　修二（よねくら　しゅうじ）

2000年　熊本大学卒業
2001年　千葉大学大学院医学研究院耳鼻咽喉科・頭頸部腫瘍学入局
2002年　成田赤十字病院耳鼻咽喉科
2003年　千葉市立青葉病院耳鼻咽喉科
2004年　千葉大学医学部附属病院耳鼻咽喉科・頭頸部外科
2010年　同，助教
2015年　同，診療講師
2018年　同，講師
2020年　同大学大学院医学研究院耳鼻咽喉科・頭頸部腫瘍学，准教授
現在，アレルギー外来およびアレルギー臨床試験の主任を担当

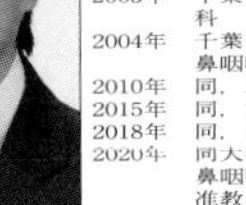

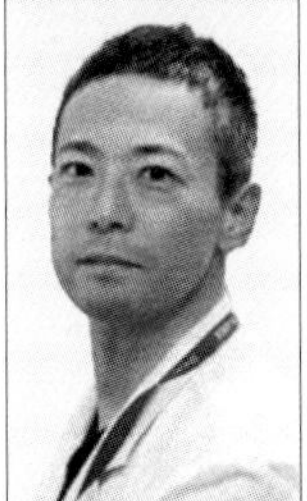

高野　賢一（たかの　けんいち）

2001年　札幌医科大学卒業
同大学耳鼻咽喉科
2006年　同大学大学院修了
帯広厚生病院耳鼻咽喉科
2007年　帯広協会病院耳鼻咽喉科
2008年　札幌医科大学耳鼻咽喉科，助教
2011年　米国イェール大学留学
2013年　札幌医科大学耳鼻咽喉科，講師
2016年　同，准教授
2018年　同，教授

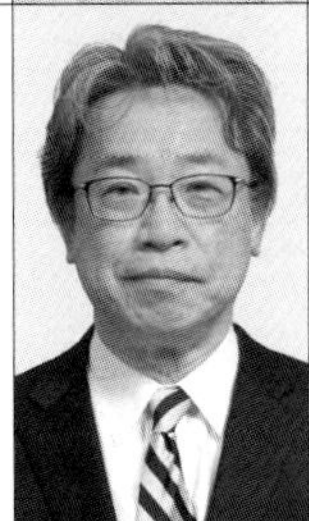

近松　一朗（ちかまつ　かずあき）

1989年　熊本大学卒業
同大学耳鼻咽喉科入局
1995年　同大学大学院修了
1995年　米国ピッツバーグ大学留学（Postdoctral fellow）
1997年　熊本大学耳鼻咽喉科，助手
1999年　米国ピッツバーグ大学留学（Research Associate）
2001年　群馬大学耳鼻咽喉科，講師
2007年　山梨大学耳鼻咽喉科，講師
2011年　群馬大学耳鼻咽喉科，教授

CONTENTS 知っておくべきアレルギー・免疫の知識

編集企画／近松一朗
群馬大学教授

Monthly Book ENTONI　No. 292/2024. 1　目次
編集主幹／曾根三千彦　香取幸夫

【ENTONI®（エントーニ）】
ENTONI とは「ENT」（英語の ear, nose and throat：耳鼻咽喉科）にイタリア語の接尾辞 ONE の複数形を表す ONI をつけ，耳鼻咽喉科領域を専門とする人々を示す造語.

MB ENT, 292：1-9, 2024

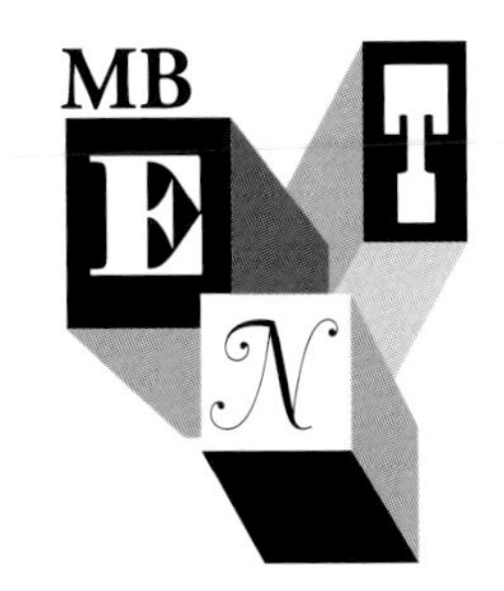

特集・知っておくべきアレルギー・免疫の知識

内耳と免疫

岡野高之*

Abstract　感音難聴に対する新規の治療標的候補として内耳の免疫システムが脚光を浴びている．内耳の白血球の大半がマクロファージの表現型を示し，刺激のない定常状態でも常在することから，マクロファージは内耳の免疫において重要な役割を担うと考えられている．組織マクロファージは定常状態でも組織に分布し，非特異的受容体でパターン認識を行い自然免疫の初期活動を担うとともに，抗原提示を行い，サイトカインを分泌するなど多様な機能を有することが明らかになっている．内耳の組織マクロファージは，胎生期には Csf1r 依存性に卵黄嚢から発生するものと，Csf1r 非依存性に胎生肝から由来するものがあり，それらが成体では骨髄造血幹細胞に由来する組織マクロファージによって緩徐に置換されている．さらに臨床との関連では，免疫がかかわる内耳の病態として，自己免疫性内耳障害と全身性自己免疫疾患に伴う感音難聴について，これらの病態におけるマクロファージの果たす役割が示唆されている．

Key words　内耳(inner ear)，自然免疫(innate immunity)，組織マクロファージ(tissue resident macrophages)，感音難聴(sensorineural hearing loss)，自己免疫性内耳障害(autoimmune inner ear disease)

はじめに

内耳は聴覚，平衡覚の感覚受容器であり，蝸牛および前庭・半規管の感覚上皮には有毛細胞や支持細胞が整然と配列される．特に蝸牛では，内リンパの高 K^+ 環境や内リンパ電位を維持する血管条，Na^+，K^+，Cl^-，HCO_3^- などイオンの循環を行うラセン靱帯線維細胞，有毛細胞からの活動電位を中枢へ伝達するラセン神経節，など様々な機能をもつ組織が協調しており，これらの恒常性の維持が高い時間分解能をもつ聴覚を実現させている．聴覚，平衡覚の感覚上皮はともに感染，耳毒性薬物，強大音響，加齢などの急性／慢性障害機序により変性し感覚細胞である有毛細胞が失われる．哺乳類においてはいったん失われた内耳感覚上皮の機能を回復させることは困難である．

米国では全成人人口の約15％にあたる3,000万人以上がなんらかの難聴の存在で日常生活に影響を受けていると報告されており[1]，高齢化社会の到来とともに感音難聴を有する人口の増加が指摘されている．現時点では感音難聴の治療法は人工内耳か補聴器の使用に限られており，また人工内耳はもっとも成功した人工臓器の一つであるものの，感音難聴に対してより根本的な治療法の選択肢が社会的要請となっている．感音難聴に対する新規の治療標的候補として筆者らは内耳の免疫システムに関心をもち研究を続けている．本稿では内耳における免疫がかかわるとされる疾患や病態とともに，内耳の免疫細胞について，特にマクロファージに着目して近年の知見と将来への展望を述べる．

内耳の免疫担当細胞

内耳においては，所属リンパ節や輸出入リンパ

* Okano Takayuki，〒454-8509 愛知県名古屋市中川区尾頭橋 3-6-10　藤田医科大学ばんたね病院耳鼻咽喉科・睡眠呼吸学講座，教授

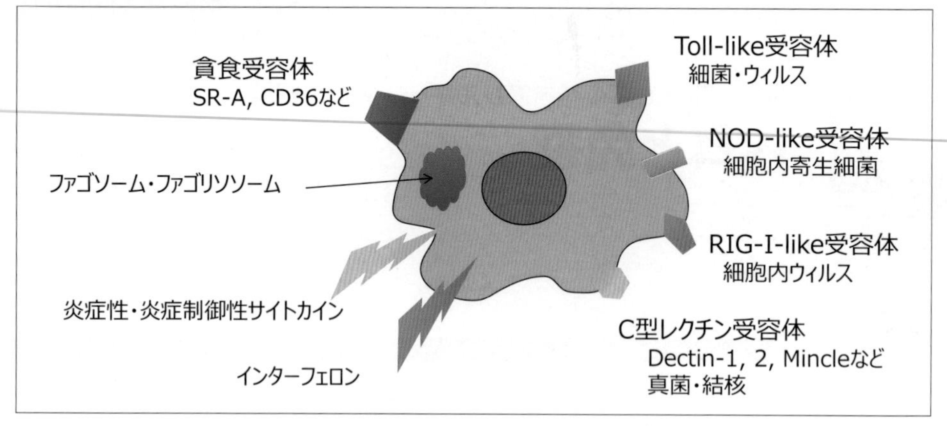

図 1. マクロファージの果たす多彩な役割
近年の研究で，マクロファージは全身の組織に分布し，Toll-like, NOD-like, RIG-I-like, C 型レクチンなどの非特異的受容体でパターン認識を行い免疫システムの初期の活動を担うとともに，貪食受容体をもち外敵や異物を貪食し抗原提示をしたり，サイトカインやインターフェロンの分泌など多様な働きをしている．これらにより自然免疫と獲得免疫の連携も解明され，マクロファージは監視役としての重要な役割を果たすことが明らかにされつつある

管を欠き，通常はリンパ球が存在しないこと，外リンパの IgG 濃度は脳脊髄液と同様に血液中の 1/100〜1,000 であること，血液内耳関門により全身循環と内耳との間で細胞や物質の出入りが厳重に管理されていること，などの事実から，従来内耳は脳や眼球と同様に免疫学的に特異な器官とされてきた[2)3)]．しかし，内耳においてリンパ球の活動に乏しいことが，すなわち免疫の欠如を意味するのではなく，近年の研究で刺激のない定常状態での内耳に免疫応答を行い得る細胞が常在していることが判明している[4)5)]．白血球は感染や毒物などの傷害に対する免疫応答の主役となる細胞であり，抗原特異的応答の獲得免疫における司令塔となる制御性 T 細胞，抗体を産生する B 細胞，細菌感染で中心的役割を果たす好中球，組織中で貪食や抗原提示を行うマクロファージや単球，腫瘍免疫やウイルス感染にかかわるナチュラルキラー細胞，アレルギー応答にかかわる好酸球など，多種多様な細胞が含まれる．内耳での白血球の割合はマクロファージがもっとも豊富であり，内耳の白血球の 8 割以上がマクロファージの表現型を示すとされ[6)〜8)]，特異的なマーカーとして Iba1, CD68, F4/80, CD11b などを発現することが知られている[6)7)9)]．また，内耳発生・分化の途上ではあるが，生後 4 日目のマウスの内耳において CD45 陽性の白血球の割合は，81.3％がマクロファージや単球であり，顆粒球 3.1％，T 細胞 0.8％，B 細胞 0.4％，ナチュラルキラー細胞 3.4％であったと報告されている[10)]．マクロファージは自然免疫の防御機構の第一線で中心的な役割を担う免疫細胞であり，古典的には感染時に病原体を認識し貪食を行い，病態において死細胞や損傷組織などを貪食し除去する機能が知られている．しかし近年の研究で，マクロファージは定常状態でも全身の組織に分布し，Toll-like, NOD-like, RIG-I-like, C 型レクチンなどの非特異的受容体でパターン認識を行い自然免疫システムの初期の活動を担うとともに，貪食受容体を有し病原体や異物を貪食したのち抗原提示を行い，サイトカインやインターフェロンを分泌するなど多様な働きをしていることがわかってきた[11)]（図 1）．これらにより自然免疫と獲得免疫の連携機構も徐々に解明され，マクロファージは組織の監視役としてより多彩な役割を果たしていることが明らかにされつつある．

組織マクロファージの起源

マクロファージは，定常状態で組織に常在する組織マクロファージと，骨髄に由来し炎症や障害時に全身循環中の単球が組織に移入して分化する炎症性(浸潤)マクロファージに分類され，それぞれ由来が異なる．組織マクロファージは脊椎動物のほとんどすべての臓器や組織に分布し，他のどの血液細胞よりも早く，妊娠中期から出現する[12)13)]．組織マクロファージには個々の臓器で命名された脳マイクログリア，肺胞マクロファージ，破骨細胞，肝 Kupffer 細胞などが亜型として含まれる．前述のとおり，組織マクロファージは病原体や異物から身を守る貪食細胞として機能し，さらに障害組織や老化細胞の除去に参加し，栄養，調節，修復機能をもつ見張り役として役割を果たす．また，組織マクロファージにおいては多様な表現型が観察され，発生過程や正常な生理機能における多様な臓器・組織特異的な機能を発揮し，外部環境とその微小環境からの情報を統合して自然免疫および獲得免疫へ伝達するとされる[14)～16)]．組織マクロファージは，アテローム性動脈硬化症，自己免疫疾患，神経変性疾患，代謝性疾患，神経変性・代謝障害，腫瘍増殖など様々な病態に関与していることから[11)]，組織マクロファージの由来と機能を解明することは様々な疾患の治療の標的として新規の介入戦略の開発につながる可能性がある．

組織マクロファージの起源について van Furth ら[17)]が唱えた mononuclear phagocyte system (MPS)学説により，かつてはすべてのマクロファージが骨髄内の前駆細胞から生じた血液循環中の単球に由来するとされてきた．しかし近年の研究で，特定の組織マクロファージ集団が循環中の単球や成体における骨髄造血とは独立した系統で維持されていることが明らかにされている[18)～20)]．これらの組織マクロファージは胚発生の間に卵黄嚢内の初期赤血球-骨髄系前駆細胞(EMP)から生成され各組織に前駆体として順次播種されたものに由来する．それとは別に胎生肝の造血での単球前駆細胞は c-Myb 陽性の EMP に由来し，胎生肝に移行したのち様々なタイプの組織マクロファージを産生する．組織マクロファージの由来組織の割合は，その起源，生物の発生・成長段階，組織の種類，組織の障害や炎症の履歴によって異なる[12)13)]．たとえば，脳のミクログリアの大部分は卵黄嚢由来の組織マクロファージである一方，胎生肝と骨髄に由来するマクロファージは，どの成長段階においても，ミクログリア集団への寄与はごくわずかである．対照的に腸に常在する組織マクロファージは，胚発生初期の時点では卵黄嚢に由来し，ついで胎生肝に由来する単球が出生時に腸に常在する組織マクロファージのほとんどを産生するが，成体では常在する組織マクロファージのほとんどが骨髄に由来する．胎生期の蝸牛マクロファージについては少なくとも 2 つのサブタイプが存在し，Csf1r 依存性で卵黄嚢から発生するものがまず蝸牛に生着し，次に Csf1r 非依存性に胎生肝から全身血液循環を介して発生するものが遅れて蝸牛に移入する[20)]．また，成体蝸牛では骨髄での造血幹細胞由来の組織マクロファージが供給されて，組織マクロファージが長期間にわたって緩徐に置換されていることが報告されており[7)]，蝸牛の組織マクロファージは卵黄嚢，胎生肝，骨髄と成長段階によりその由来組織が異なる可能性が示唆されている(図 2)．一方，血管条の血管にも隣接して組織マクロファージが存在し，血管内皮の周囲の perivascular cells またはマクロファージ様メラノサイト(PVM/M)としての役割を担う．PVM/M はマウスでは数か月で置換され，主に単球の移入によって維持される[9)21)]．

蝸牛におけるマクロファージの分布

ヒト側頭骨の研究では内リンパ嚢に常在するマクロファージの存在が報告されており[22)23)]，その他，前庭暗細胞領域周辺[24)]においてもマクロファージが常在すると報告されている．ヒト側頭骨標本における免疫組織科学的検討も行われており IBA1 陽性マクロファージは，ラセン唇，ラセン神経節，蝸牛軸内の蝸牛神経周囲に認められる[25)～27)]．また，IBA1 陽性細胞は蝸牛外側壁のラセン靱帯や外溝細胞領域および血管条中間層内の

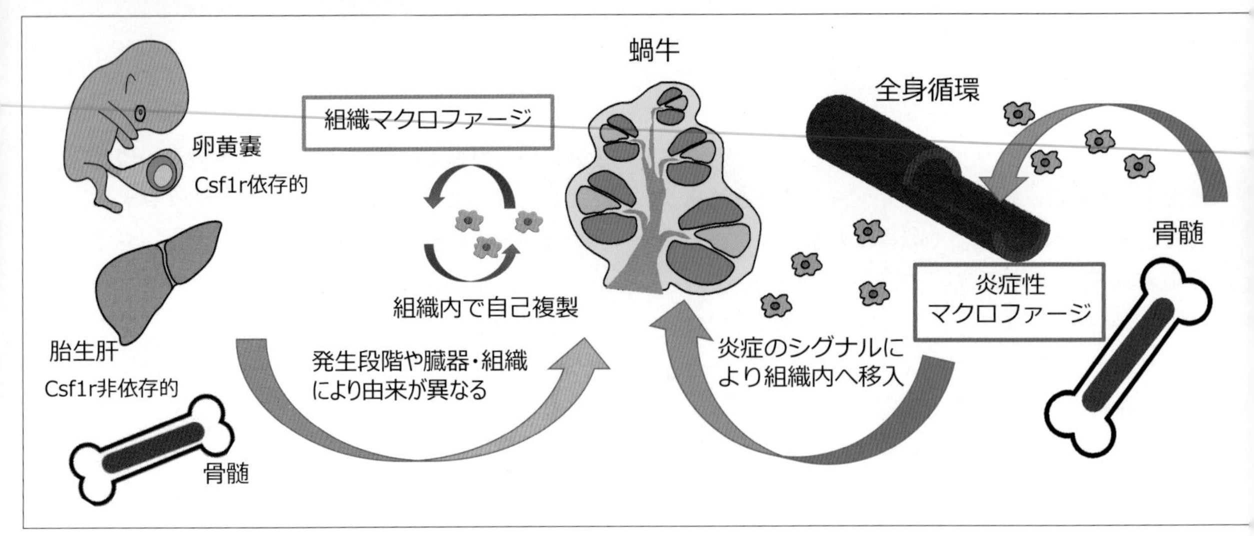

図 2. 蝸牛におけるマクロファージの由来

マクロファージは，定常状態で組織に常在する組織マクロファージと，骨髄に由来し炎症や傷害時に全身循環中の単球が組織に移入して分化する炎症性(浸潤)マクロファージに，大きく分類される．組織マクロファージについては，胎生期の蝸牛マクロファージにはCsf1r依存性に卵黄嚢から発生するものと，Csf1r非依存性に胎生肝から発生するものが存在する．また，成体蝸牛では骨髄造血幹細胞由来のマクロファージによって，組織マクロファージが緩徐に置換されているとともに，組織内で自己複製が行われている

血管に隣接して存在し，コルチ器周囲では，IBA1陽性マクロファージがHensen細胞付近の基底板に隣接して存在する[25]．さらに，ヒト側頭骨標本においてCD163陽性細胞の解析も報告されている．膜貫通タンパク質であるCD163は単球，マクロファージ，ミクログリアを含む単球系で発現するスカベンジャー受容体であり，活性化状態のミクログリアのマーカーとしても用いられるが，IBA1陽性マクロファージと同様にCD163を発現する細胞は血管条やラセン靱帯，コルチ器周囲，蝸牛軸内の蝸牛神経の領域，そしてラセン神経節，内リンパ管・嚢の周囲と内部，などの領域に存在する[25]．

マウスにおいては骨髄由来細胞を可視化する手法により，造血幹細胞由来の細胞がラセン靱帯，ラセン神経節に主に分布するほか(図3)，内リンパ嚢や前庭感覚上皮下の間質に分布することが明らかにされている．造血幹細胞由来の細胞の多くが紡錘形の細胞体と周囲に樹状の突起を伸ばした形態をもち，それらの80%以上がCD68，Iba1，F4/80などのマクロファージのマーカーを発現することから，成熟した内耳における造血幹細胞由来の細胞の大半がマクロファージの表現型を示す[6)~8)]．一方，刺激のない定常状態ではコルチ器内にはマクロファージが存在せず基底板の蝸牛階側に付着して分布するほか，前庭でも感覚上皮にはマクロファージは存在せずIba1陽性のマクロファージは前庭感覚上皮下の間質に分布する．内リンパ嚢では上皮層や間質にIba1陽性のマクロファージが存在し，Iba1陰性かつCD45陽性の細胞とマクロファージが近接して存在することから，内リンパ嚢上皮内でのマクロファージとリンパ球の相互作用が示唆されている[8)]．さらに前述のとおり，蝸牛においてはマクロファージが血管条中間層にも存在するが，これら血管周囲に存在する組織マクロファージ(PVM/M)は血液内耳関門の形成・維持に寄与すると考えられている[9)21)]．

近年の研究で，蝸牛の複数の領域におけるマクロファージが蝸牛細胞の発生，恒常性の維持および蝸牛障害後の修復・再生において果たす役割についての理解が深まった[6)7)9)20)21)28)]．マクロファージは内耳の様々な部位に存在し，内耳の恒常性維持や免疫応答の初期段階を担い，またこれらの免疫担当細胞の応答は，難聴や平衡障害などの内耳の病態の進行に大きな役割を果たしていることが示唆されている[5)]．動物モデルとヒトにおけるマ

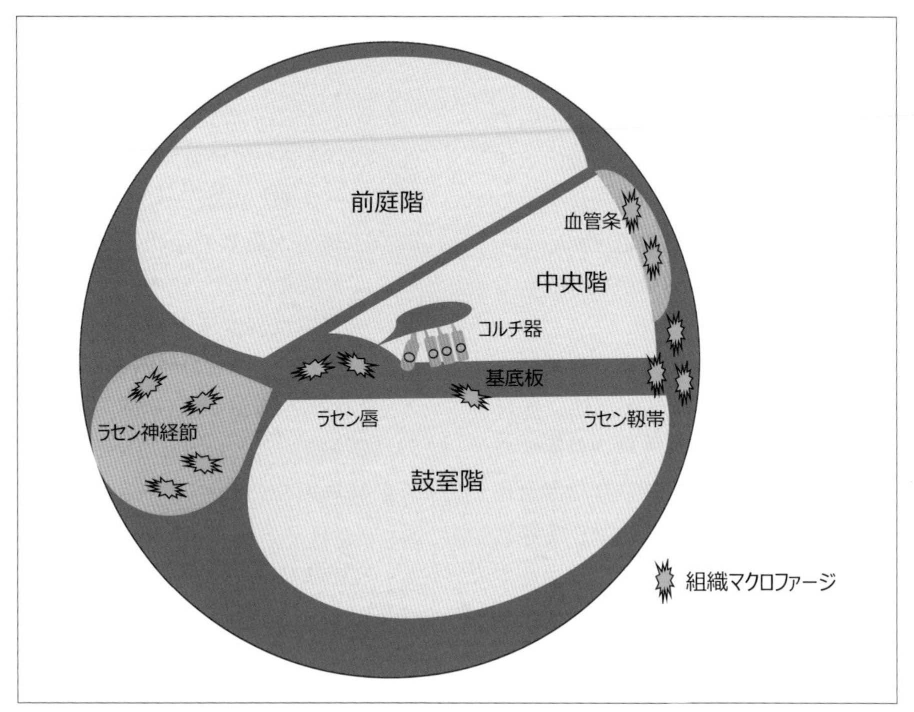

図 3. 蝸牛における組織マクロファージの分布
蝸牛の断面の模式図により組織マクロファージの分布を示す．組織マクロファージはラセン神経節，血管条，ラセン唇，ラセン靱帯，基底板の鼓室階側に分布する．また，多くの組織マクロファージは紡錘形の細胞体と樹状の細胞突起を有する

クロファージについての研究成果を互いに翻訳し統合することで，将来的に難聴や平衡障害の治療標的や診断ツールにつながる可能性がある．

内耳組織マクロファージの活性化と生理機能

内耳では外部からの抗原の侵入に対して免疫反応がただちに生じ，その初期段階で組織マクロファージが多くの役割を果たす．過去の報告で提唱されている免疫がかかわる蝸牛の障害の機序には，自己免疫性溶血性貧血や重症筋無力症などの病態にみられるような自己抗体の増加を伴う過剰な抗体抗原反応，血液内耳関門を通過した細胞傷害性 T 細胞を介した直接的損傷，血管炎，微小血栓症，などが挙げられる[29)~31)]．特に，自己抗体についてはHSP70，コクリン，β-テクトリン，Ⅱ型およびⅨ型コラーゲンなどの内耳抗原に対する抗体の存在と難聴の病態との関連が示唆されている[31)]．さらに病原体や騒音，薬物への曝露や人工内耳植込手術時に生じる機械的あるいは外科的損傷などのような蝸牛感覚上皮障害後に生じる炎症反応の発症と進行に，内耳の組織マクロファージが重要な役割を果たしていることが示唆されている[32)33)]．蝸牛障害時の炎症性シグナルは，常在する組織マクロファージを炎症状態に切り換え，組織マクロファージから全身循環中の単球を蝸牛内に動員するサイトカインを放出させる．次に，浸潤した単球は蝸牛内で炎症性マクロファージに分化し，貪食機能を発揮する．マクロファージによる抗原認識はインターロイキン(IL)-1β の放出を引き起こし，さらなる免疫担当細胞のリクルートと獲得免疫応答は IL-1β，IL-2，TNFα などのメディエーターの存在下で促進される[31)]．

マクロファージと自己免疫疾患

自己免疫疾患と内耳組織マクロファージとの関係は未だ不明な点が多い．メニエール病はストレスが誘因となり反復変動するめまいと耳鳴，難聴を 3 主徴とし，さらにステロイド投与が著効する例がみられることから，従来より自己免疫の関与が示唆されている．これまでの研究で，一部のメニエール病患者では末梢血単球における遺伝子プロファイルでIL-1βとTNF-αの高い発現を示したことから，慢性炎症性疾患による免疫反応とメニエール病との関連を示唆する結果が報告されている[34)~36)].

自己免疫性内耳障害(AIED)は，突発性難聴の1%未満であるが[29)]，一般に急性〜亜急性に進行するとともに，しばしば両側性または非対称性の変動する感音難聴を呈する[29)~31)]．AIEDは，内耳が主たる病変臓器となる一次性AIEDと，全身性の自己免疫疾患である自己免疫性肝炎，全身性エリテマトーデス，多発性硬化症，関節リウマチ，炎症性腸疾患(IBD)，抗リン脂質症候群などに伴って発症する二次性AIEDに分類され，二次性AIEDは全AIED症例の15〜30%とされる[29)~31)]．他のほとんどの自己免疫疾患と同様に，AIEDの発症には自己組織である内耳を構成するタンパクに対する過剰な免疫応答が関与するとされている[37)]．AIEDの一部とされる自己炎症性疾患関連難聴では，常染色体顕性(優性)遺伝形式の*NLRP3*遺伝子変異が生じ，過剰なIL-1βの放出，感音難聴，全身性アミロイドーシスを引き起こす．マックル・ウェルズ症候群および新生児期発症の多系統炎症性疾患は，自己炎症性疾患であるクリオピリン関連周期性症候群として知られる自己炎症性疾患の一群に属し，しばしば感音難聴を伴う[37)38)]．Nakanishiらは，マウスモデルで血管条のマクロファージにおいてLPS(リポポリサッカライド)刺激がNLRP3インフラマソームを活性化することを示した[39)]．また，蝸牛局所においてマクロファージにおけるNLRP3インフラマソームの局所的な活性化は，蝸牛の自己免疫反応と感音性難聴を引き起こすと結論づけている．AIED患者の70%は初期には副腎皮質ステロイドに反応するが[40)]，Vambutasらはステロイド抵抗性のAIED患者は臨床的にIL-1阻害薬の投与で症状が改善すると報告し[41)]，ステロイドに感受性のあるAIED患者や対照群と比べて，ステロイド抵抗性のAIED患者の単球はIL-1阻害薬に対して感受性が高いと述べている．

クローン病や潰瘍性大腸炎を含めたIBD患者の46〜57%が腸管外症状として感音難聴を呈することが指摘されているが，その病態でのマクロファージの役割は未だ明らかではない[42)]．Dettmerらは，IBD患者の側頭骨では慢性炎症，境界の乏しい肉芽腫およびCD68陽性マクロファージの浸潤を認めたと報告している[43)]．様々なIBDのモデルマウスにおいて，炎症／組織障害性であるM1マクロファージの炎症性活性を抑制する，あるいは組織修復／免疫調節M2マクロファージを誘導すると，実験的に誘発されたIBDの諸症状が抑制されており[44)]，IBDに伴う感音難聴の病態においても同様のマクロファージの極性や分化の機序がかかわると推測される．

IBDにおける難聴の病態機序はまたCogan症候群における難聴の病態とも関連している可能性がある．Cogan症候群は間質性角膜炎および蝸牛前庭機能障害として現れる眼および内耳の炎症を特徴とする疾患である．眼と内耳の障害を合併するCogan症候群の病態は不明の点が多いが，いくつかの研究ではCogan症候群の病態は内耳自己免疫の結果であることが示唆されている[45)46)]．Cogan症候群のヒト剖検例で血管炎とCD45陽性炎症細胞の浸潤について病理組織学的な検討を行い，蝸牛と前庭の双方にマクロファージを含む炎症細胞の浸潤が報告されている[47)]．

将来への展望

内耳障害時において活性化されるマクロファージはどのような集団なのか，また活性化された組織マクロファージと全身循環中から新たにリクルートされた単球由来の炎症性マクロファージの表現型や役割はどのように違うのか，などの科学的問いについては，その多くが未だ解明されていない．マクロファージの多彩な役割については，マクロファージの分化状態によって今後新たに定義される可能性がある．現時点では表面マーカーでの定義については，はっきりとしたコンセンサ

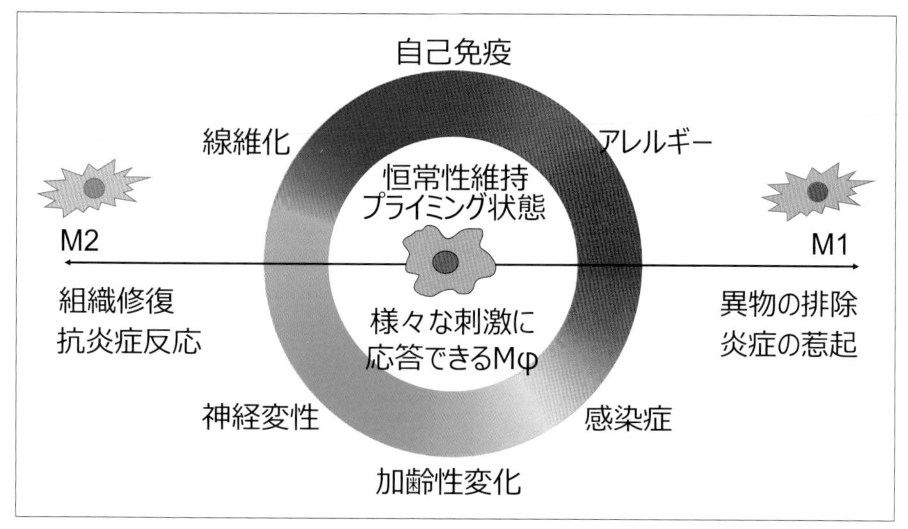

図 4. マクロファージの多彩な役割と分化
マクロファージの多彩な役割については，その分化状態によって今後新たに定義される可能性がある．M1/M2 マクロファージの分類はあくまで培養系での区分であり，生体内ではより多様な方向性で分化すると考えられる

スは得られていないが，マクロファージの多様性やサブタイプの分類については，M1/M2 マクロファージの極性がよく知られており，マクロファージの多様性を示す一つの切り口である．しかし，M1/M2 マクロファージの分類はあくまで培養系での区分であり，生体内ではより多様な方向性で分化すると考えられる(図 4)．これらのマクロファージのサブタイプと分化の鍵を握る調節因子を解明し，それぞれのサブタイプが果たす生体内での役割の理解が，マクロファージを標的とした難聴の新規治療法開発への応用につながると考えられる．自己免疫疾患においてもマクロファージや単球の細胞集団の構成や性質は状況に応じて多彩な変化を示しており，疾患の発症に重要な役割を果たしている[48]．AIED を含めた，免疫のかかわる内耳疾患の病態生理における蝸牛の組織マクロファージや免疫機構の分子基盤も含めた詳細を解明するためには，今後さらなる研究が必要である．

文　献

1) Michels TC, Duffy MT, Rogers DJ : Hearing loss in adults : differential diagnosis and treatment. Am Fam Physician, **100** : 98-108, 2019.
2) Mogi G, Lim DJ, Watanabe N : Immunologic-study on the inner ear. Immunoglobulins in perilymph. Arch Otolaryngol, **108** : 270-275, 1982.
3) Harris JP, Ryan AF : Immunobiology of the inner ear. Am J Otolaryngol, **5** : 418-425, 1984.
4) Hirose K, Rutherford MA, Warchol ME : Two cell populations participate in clearance of damaged hair cells from the sensory epithelia of the inner ear. Hear Res, **352** : 70-81, 2017.
5) Wood MB, Zuo J : The Contribution of Immune Infiltrates to Ototoxicity and Cochlear Hair Cell Loss. Front Cell Neurosci, **11** : 106, 2017.
6) Hirose K, Discolo CM, Keasler JR, et al : Mononuclear phagocytes migrate into the murine cochlea after acoustic trauma. J Comp Neurol, **489** : 180-194, 2005.
7) Okano T, Nakagawa T, Kita T, et al : Bone marrow-derived cells expressing Iba1 are constitutively present as resident tissue macrophages in the mouse cochlea. J Neurosci Res, **86** : 1758-1767, 2008.
Summary 骨髄由来細胞が組織マクロファージとして内耳に分布し，成体では持続的に骨髄から供給されることを示した．
8) Okano T, Nakagawa T, Kita T, et al : Distribution of bone marrow-derived cells in the vestibular end organs and the endolymphatic sac. Acta Otolaryngol Suppl, **563** : 88-94, 2010.
9) Shi X : Resident macrophages in the cochlear blood-labyrinth barrier and their renewal via

migration of bone-marrow-derived cells. Cell Tissue Res, **342**：21-30, 2010.
10) Matern M, Vijayakumar S, Margulies Z, et al：Gfi1^Cre mice have early onset progressive hearing loss and induce recombination in numerous inner ear non-hair cells. Sci Rep, **7**：42079, 2017.
11) Wu MY, Lu JH：Autophagy and Macrophage Functions：Inflammatory Response and Phagocytosis. Cells, **9**(1)：70, 2019.
12) Hoeffel G, Ginhoux F：Ontogeny of tissue-resident macrophages. Front Immunol, **6**：486, 2015.
13) Ginhoux F, Guilliams M：Tissue-resident macrophage ontogeny and homeostasis. Immunity, **44**：439-449, 2016.
Summary 全身組織における組織マクロファージの発生起源と生後の自己複製や骨髄などからの供給による維持についての総説である.
14) Gordon S, Plüddemann A：Tissue macrophages：heterogeneity and functions. BMC Biol, **15**：1-8, 2017.
15) Wynn TA, Chawla A, Pollard JW：Macrophage biology in development, homeostasis and disease. Nature, **496**：445-455, 2013.
16) Schneider C, Kopf M：TEMPting fate MaYBe the solution. Immunity, **42**：597-599, 2015.
17) van Furth R, Cohn ZA：The origin and kinetics of mononuclear phagocytes. J Exp Med, **128**：415-435, 1968.
18) Hoeffel G, Ginhoux F：Fetal monocytes and the origins of tissue-resident macrophages. Cell Immunol, **330**：5-15, 2018.
19) Sreejit G, Fleetwood AJ, Murphy AJ, et al：Origins and diversity of macrophages in health and disease. Clin Transl Immunol, **9**：e1222, 2020.
20) Kishimoto I, Okano T, Nishimura K, et al：Early development of resident macrophages in the mouse cochlea depends on yolk sac hematopoiesis. Front Neurol, **10**：1115, 2019.
Summary マウスでの内耳組織マクロファージが卵黄囊および胎生肝に由来し，それぞれの分布する組織が異なることを示した.
21) Zhang W, Dai M, Fridberger A, et al：Perivascular-resident macrophage-like melanocytes in the inner ear are essential for the integrity of the intrastrial fluid-blood barrier. Proc Natl Acad Sci U S A, **109**：10388-10393, 2012.
22) Altermatt HJ, Gebbers JO, Müller C, et al：Human endolymphatic sac：evidence for a role in inner ear immune defence. ORL J Otorhinolaryngol Relat Spec, **52**(3)：143-148, 1990.
23) Danckwardt-Lillieström N, Friberg U, Rask-Andersen H：Microorganism transport in the human endolymphatic duct. ORL J Otorhinolaryngol Relat Spec, **54**(4)：211-214, 1992.
24) Masuda M, Yamazaki K, Kanzaki J, et al：Immunohistochemical and ultrastructural investigation of the human vestibular dark cell area：roles of subepithelial capillaries and T lymphocyte-melanophage interaction in an immune surveillance system. Anat Rec, **249**(2)：153-162, 1997.
25) O'Malley JT, Nadol JB Jr, McKenna MJ：Anti CD163^+, Iba1^+, and CD68^+ Cells in the Adult Human Inner Ear：Normal Distribution of an Unappreciated Class of Macrophages/Microglia and Implications for Inflammatory Otopathology in Humans. Otol Neurotol, **37**(1)：99-108, 2016.
26) Liu W, Kämpfe Nordström C, Danckwardt-Lillieström N, et al：Human Inner Ear Immune Activity：A Super-Resolution Immunohistochemistry Study. Front Neurol, **10**：728, 2019.
27) Noble KV, Liu T, Matthews LJ, et al：Age-Related Changes in Immune Cells of the Human Cochlea. Front Neurol, **10**：895, 2019.
28) Kaur T, Zamani D, Tong L, et al：Fractalkine signaling regulates macrophage recruitment into the cochlea and promotes the survival of spiral ganglion neurons after selective hair cell lesion. J Neurosci, **35**：15050-15061, 2015.
29) Rossini BAA, Penido NO, Munhoz MSL, et al：Sudden sensorioneural hearing loss and autoimmune systemic diseases. Int Arch Otorhinolaryngol, **21**：213-223, 2017.
30) Ciorba A, Corazzi V, Bianchini C, et al：Autoimmune inner ear disease(AIED)：a diagnostic challenge. Int J Immunopathol Pharmacol, **32**：2058738418808680, 2018.
31) Strum D, Kim S, Shim T, et al：An update on autoimmune inner ear disease：a systematic review of pharmacotherapy. Am J Otolaryngol

Head Neck Med Surg, **41**：102310, 2020.
32) Hough K, Verschuur CA, Cunningham C, et al：Macrophages in the cochlea；an immunological link between risk factors and progressive hearing loss. Glia, **70**：219-238, 2021.
33) Frye MD, Yang W, Zhang C, et al：Dynamic activation of basilar membrane macrophages in response to chronic sensory cell degeneration in aging mouse cochleae. Hear Res, **344**：125-134, 2017.
34) Frejo L, Gallego-Martinez A, Requena T, et al：Proinflammatory cytokines and response to molds in mononuclear cells of patients with Meniere disease. Sci Rep, **8**：1-11, 2018.
Summary 末梢血単球における遺伝子プロファイルでメニエール病患者では健常対照群と比べて炎症性サイトカインの発現が亢進していた.
35) Lopez-Escamez JA, Batuecas-Caletrio A, Bisdorff A：Towards personalized medicine in Ménière's disease. F1000Res, **7**：F1000 Faculty Rev-1295, 2018.
36) Iinuma R, Okuda H, Obara N, et al：Increased monocyte chemotactic protein-1 accompanying pro-inflammatory processes are associated with progressive hearing impairment and bilateral disability of Meniere's disease. Audiol Neurotol, **27**(3)：208-216, 2022.
37) Dinarello CA, Simon A, Van Der Meer JWM：Treating inflammation by blocking interleukin-1 in a broad spectrum of diseases. Nat Rev Drug Discov, **11**：633-652, 2012.
38) Vambutas A, Pathak S：Monocytes, macrophages, and microglia and the role of IL-1 in autoimmune inner ear disease(AIED). Curr Otorhinolaryngol Rep, **6**：203-208, 2018.
39) Nakanishi H, Kawashima Y, Kurima K, et al：NLRP3 mutation and cochlear autoinflammation cause syndromic and nonsyndromic hearing loss DFNA34 responsive to anakinra therapy. Proc Natl Acad Sci U S A, **114**：E7766-E7775, 2017.
40) Breslin NK, Varadarajan VV, Sobel ES, et al：Autoimmune inner ear disease：a systematic review of management. Laryngoscope Investig Otolaryngol, **5**：1217-1226, 2020.
41) Vambutas A, Lesser M, Mullooly V, et al：Early efficacy trial of anakinra in corticosteroid-resistant autoimmune inner ear disease. J Clin Invest, **124**：4115-4122, 2014.
42) Polat E, Çinar Z, Keskindemirci G, et al：Assessment of hearing function in children with inflammatory bowel disease. J Int Adv Otol, **16**：362-366, 2020.
43) Dettmer M, Hegemann I, Hegemann SCA：Extraintestinal Crohn's disease mimicking autoimmune inner ear disease：a histopathological approach. Audiol Neurotol, **16**：36-40, 2010.
44) Seo DH, Che X, Kwak MS, et al：Interleukin-33 regulates intestinal inflammation by modulating macrophages in inflammatory bowel disease. Sci Rep, **7**：1-3, 2017.
45) Lunardi C, Bason C, Leandri M, et al：Autoantibodies to inner ear and endothelial antigens in Cogan's syndrome. Lancet, **360**：915-921, 2002.
46) Shamriz O, Tal Y, Gross M：Autoimmune inner ear disease：Immune biomarkers, audiovestibular aspects, and therapeutic modalities of cogan's syndrome. J Immunol Res, **2018**：1498640, 2018.
47) Jung DH, Nadol JB, Folkerth RD, et al：Histopathology of the inner ear in a case with recent onset of Cogan's syndrome：evidence for vasculitis. Ann Otol Rhinol Laryngol, **125**：20-24, 2016.
48) Ma WT, Gao F, Gu K, et al：The role of monocytes and macrophages in autoimmune diseases：a comprehensive review. Front Immunol, **10**：1140, 2019.

好評

よくわかる 耳管開放症

—診断から耳管ピン手術まで—

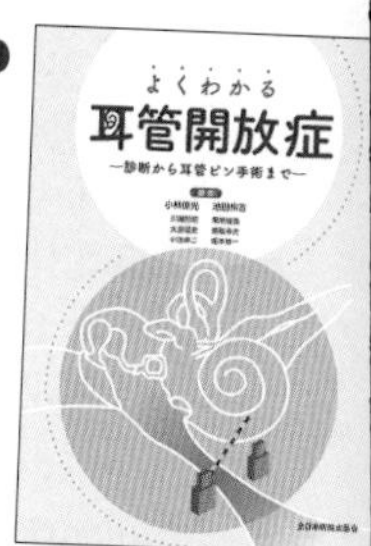

著者

小林俊光　池田怜吉 ほか

2022年5月発行　B5判　284頁　定価8,250円（本体7,500円＋税）

耳管開放症とは何か…病態や症状、検査、診断に留まらず、耳管の構造、動物差まで、現在までに行われている本症の研究の全てと世界初の耳管開放症治療機器「耳管ピン」の手術やその他治療法についても紹介し、耳管開放症を網羅した本書。研究の歴史や機器開発の過程なども余すところなく掲載し、物語としても楽しめる内容です。目の前の患者が耳管開放症なのか、そして治療が必要な症状なのか、診療所での鑑別のためにぜひお役立てください。

目次

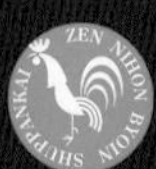

全日本病院出版会　〒113-0033 東京都文京区本郷3-16-4　Tel:03-5689-5989　Fax:03-5689-8030
www.zenniti.com

MB ENT, 292：11-16, 2024

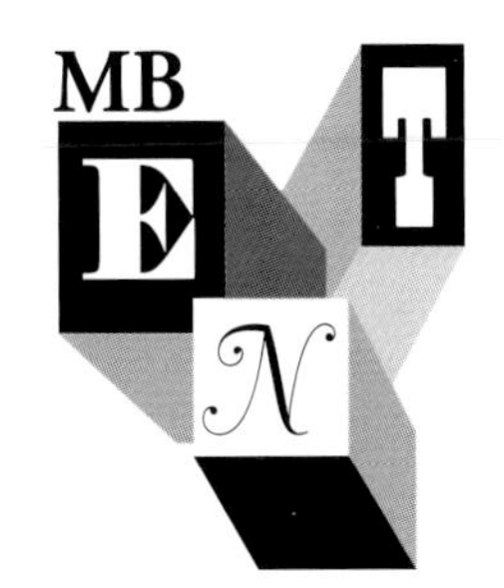

◆特集・知っておくべきアレルギー・免疫の知識

ANCA 関連血管炎性中耳炎の免疫病態

立山香織*

Abstract 多発血管炎性肉芽腫症による中耳炎を含む ANCA 陽性中耳炎は，ANCA 関連血管炎性中耳炎(otitis media with ANCA-associated vasculitis：OMAAV)と呼ばれる自己免疫が関与した難治性中耳炎である．本稿では，ANCA 関連血管炎の免疫病態や治療について，OMAAV の病態や研究，治療と絡めて解説した．ANCA が血管炎を起こす機序として，サイトカインの異常産生だけでなく，好中球細胞外トラップ(NETs)の形成誘導も含まれることが明らかとなっている．ANCA 関連血管炎の標準的な寛解導入治療は，グルココルチコイド＋シクロホスファミドであるが，抗 CD20 抗体薬であるリツキシマブや，補体 C5a 受容体阻害薬であるアバコパンが登場し，有害事象の多い，従来の免疫抑制剤の代替薬として効果が期待されている．

Key words 抗好中球細胞質抗体(anti-neutrophil cytoplasmic antibody)，ANCA 関連血管炎(ANCA-associated vasculitis)，ANCA 関連血管炎性中耳炎(otitis media with ANCA-associated vasculitis)，好中球細胞外トラップ(neutrophil extra-cellular traps)，PR3-ANCA，MPO-ANCA

はじめに

抗好中球細胞質抗体(anti-neutrophil cytoplasmic antibody：ANCA)関連血管炎は，小型血管が優位の壊死性血管炎で，発症に ANCA が関与する自己免疫疾患である．ANCA の主な対応抗原には proteinase-3(PR3)-ANCA，myeloperoxidase (MPO)-ANCA があり，疾患と関連のある自己抗体として診断基準にも示されている．ANCA 関連血管炎のカテゴリーの中には，多発血管炎性肉芽腫症(granulomatosis with polyangiitis：GPA)，顕微鏡的多発血管炎(microscopic polyangiitis：MPA)，好酸球性多発血管炎性肉芽腫症(eosinophilic granulomatosis with polyangiitis：EGPA)が含まれる[1]．この 3 疾患のうち，日常診療の中で耳鼻咽喉科医は，疫学調査による患者数と，耳鼻咽喉科病変の合併頻度より，特に GPA に遭遇する可能性が高く，難治性中耳炎や副鼻腔炎，口内潰瘍をみた時，鑑別に入れるべき疾患の一つである．上気道病変で発症する GPA の約 70％が鼻病変，約半数は耳病変を有する[2]．GPA による中耳炎を含む，ANCA 陽性中耳炎は ANCA 関連血管炎性中耳炎(otitis media with ANCA-associated vasculitis：OMAAV)と呼ばれ，自己免疫を機序とした難治性中耳炎として疾患概念や診断基準が提唱されている[3]．本稿では ANCA 関連血管炎の免疫病態や治療について，OMAAV の病態や研究，治療と絡めて解説する．

ANCA 関連血管炎性中耳炎(OMAAV)について

OMAAV は，ANCA 関連血管炎の関与した中耳炎であり，臨床経過，所見，鑑別疾患に基づいた診断基準が示されている(表 1)[4]．

OMAAV を疑う臨床上のポイントや特徴は，① 抗菌薬投与にかかわらず，鼓膜所見が改善せず，中耳貯留液中に起炎菌となるような菌の発育を認

* Tateyama Kaori，〒 879-5593 大分県由布市挾間町医大ヶ丘 1-1　大分大学医学部耳鼻咽喉科・頭頸部外科，助教

表 1. ANCA 関連血管炎性中耳炎(OMAAV)診断基準(2015)

A）臨床経過(以下の 2 項目のうち 1 項目以上が該当)
1．抗菌薬または鼓膜換気チューブ留置が奏効しない中耳炎.
2．進行する骨導閾値の上昇.

B）所見(以下 4 項目のうち，1 項目以上が該当)
1．既に ANCA 関連血管炎と診断されている.
2．血清 PR3-ANCA または血清 MPO-ANCA が陽性.
3．生検組織で血管炎として矛盾しない所見(①② のいずれか)がみられる.
　① 巨細胞を伴う壊死性肉芽腫性炎，② 小・細動脈の壊死性血管炎
4．参考となる所見，合併症または続発症(①～⑤ のうち，1 項目以上が該当)
　① 耳症状以外の上気道病変，強膜炎，肺病変，腎病変，
　② 顔面神経麻痺，③ 肥厚性硬膜炎，④ 多発性単神経炎，
　⑤ 副腎皮質ステロイド(プレドニゾロン換算で 0.5～1 mg/kg)の投与で症状・所見が改善し，中止すると再燃する.

C）鑑別疾患(下記の疾患が否定される)
① 結核性中耳炎，② コレステリン肉芽腫，③ 好酸球性中耳炎，
④ 腫瘍性疾患(癌，炎症性線維芽細胞腫など)，⑤ 真珠腫性中耳炎，
⑥ 悪性外耳道炎，頭蓋底骨髄炎，
⑦ ANCA 関連血管炎以外の自己免疫性疾患による中耳炎および内耳炎

以上の A)B)C)のすべてが該当する場合，ANCA 関連血管炎性中耳炎(otitis media with ANCA-associated vasculitis (OMAAV))と診断する.

めない，② 鼓室換気チューブ留置術を行っても難聴が改善せず，進行性の骨導閾値上昇を認める，③ 経過中，顔面神経麻痺や肥厚性硬膜炎を合併することがある，④ グルココルチコイド(glucocorticoid：GC)投与によって鼓膜所見や難聴の改善を認めるが，中止によって再燃する，⑤ MPO-ANCA 陽性例が 60%，PR3-ANCA 陽性が 20%，ANCA 陰性例も 20%存在する，といった点である[5].

症例提示

顔面神経麻痺と肥厚性硬膜炎を合併した MPO-ANCA 陽性 OMAAV 症例[6].

症　例：70 歳，女性

【主　訴】 両難聴，耳痛

【現病歴】 当科初診 1 年 10 か月前より，たびたび両難聴，耳痛が出現し，近医耳鼻咽喉科にて急性中耳炎として抗菌薬投与，鼓膜切開術，短期的なプレドニゾロン(predonisolone：PSL)にて加療され軽快と増悪を反復していた. 当科初診 1 年前，左顔面神経麻痺が出現し，近医にて PSL 30 mg の投与を受け改善．当科初診 4 か月前，右顔面神経麻痺が出現し神経内科にて PSL 投与(60 mg から漸減)されるも改善なく，耳痛を伴う両難聴が徐々に増悪してきたため当科紹介.

【初診時所見(図 1)】

鼓膜所見：右鼓膜後象限から外耳道にかけて発赤，腫脹を認めた．左鼓膜は肥厚していた.

側頭骨ターゲット CT：右中耳には骨破壊を伴わない軟部陰影が充満．左側は中耳・内耳に異常所見なし.

標準純音聴力検査：右 72.5 dB，左 72.5 dB，両側混合性難聴を認めた.

MRI：左内耳道から後頭蓋窩硬膜および内耳道硬膜に造影効果を伴う肥厚を認め，肥厚性硬膜炎の所見あり.

血液所見：白血球数 4890/μL(好中球 59.4%，リンパ球 30.7%)，CRP 1.78，MPO-ANCA 11.3 U/mL(cut off<3.5 U/mL)，PR3-ANCA 0.1 U/mL(cut off<3.5 U/mL)

【治療経過】 両側難治性中耳炎(抗菌薬や鼓膜切開無効，PSL 効果あり)，両側混合性難聴，両側(異時性)顔面神経麻痺，肥厚性硬膜炎，MPO-ANCA 陽性より OMAAV の診断にて，当院膠原病内科入院のうえ，メチルプレドニゾロン 500 mg×3 日間→125 mg→PSL 50mg(1 mg/kg)による寛解導入治療を開始した．静注シクロホスファミド(intravenous cyclophosphamide：IVCY)が追加となった．MPO-ANCA および CRP は速やかに陰性化，肥厚性硬膜炎は消失し耳痛症状は改

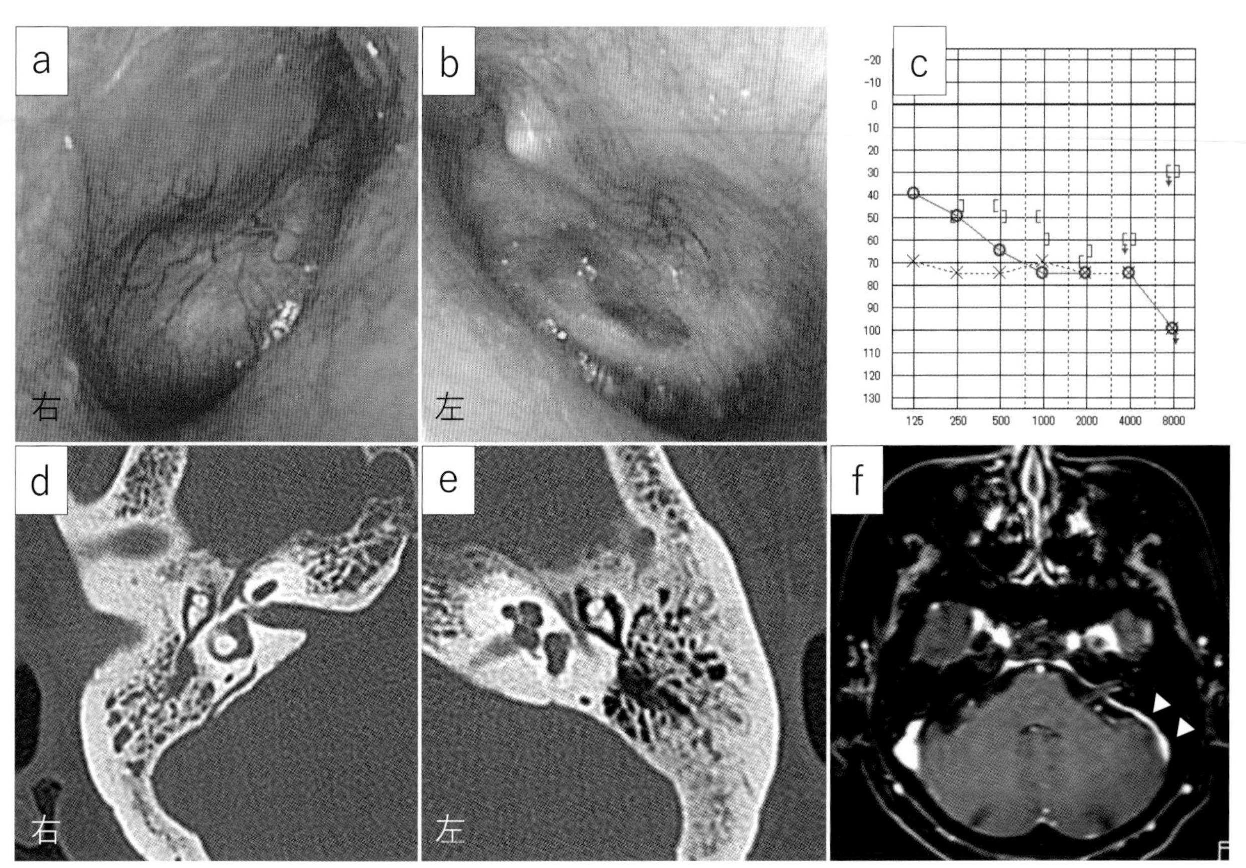

図 1. 顔面神経麻痺と肥厚性硬膜炎を合併した MPO-ANCA 陽性 OMAAV 症例
a，b：鼓膜所見．右鼓膜後象限から外耳道にかけて発赤，腫脹を認めた．左鼓膜は肥厚していた
c：標準純音聴力検査．右 72.5 dB，左 72.5 dB，両側混合性難聴を認めた
d，e：側頭骨ターゲット CT．右中耳には骨破壊を伴わない軟部陰影が充満．左側は中耳・内耳に異常所見なし
f：MRI．左内耳道から後頭蓋窩硬膜および内耳道硬膜に造影効果を伴う肥厚を認め，肥厚性硬膜炎の所見あり
（文献 6 より）

善した．聴力は右 72.5 dB→55 dB，左 72.5 dB→65 dB とやや回復したが，改善には至らなかった．右顔面神経麻痺も残存した．

ANCA 関連血管炎の病態

1．抗好中球細胞質抗体（ANCA）について

ANCA は好中球細胞質内顆粒とリソソームを対応抗原とする自己抗体の総称として認識されている．ANCA の対応抗原には 10 種類以上の好中球顆粒内含有物質が同定されているが，その中で血管炎との強い関連が示唆されているのが PR3-ANCA，MPO-ANCA である[7]．ANCA の測定法には，perinuclear ANCA（P-ANCA）と cytoplasmic ANCA（C-ANCA）を定性的に同定する間接蛍光抗体法（indirect immunofluorescence：IIF）と，その主な対応抗原である PR3-ANCA と MPO-ANCA を定量的に測定する酵素免疫測定法（enzyme immunoassay：EIA）がある．EIA による ANCA 測定法には，enzyme-linked immunosorbent assay（ELISA），fluorescence enzyme immunoassay（FEIA），chemiluminescent enzyme immunoassay（CLEIA）があり，臨床現場ではいずれか一つの EIA で ANCA の測定が行われる[8]．しかし，発症早期，全身症状のない限局型の ANCA 関連血管炎は，ANCA の値が低値である症例も存在し，一つの EIA で陰性であっても，カットオフ値や抗原固相方式の異なる別の測定法によって陽性となる症例が存在し，ANCA 陰性であっても ANCA 関連血管炎を否定することはできない[9]．ANCA 陰性例でも臨床的に ANCA

関連血管炎と診断される症例が存在し，ANCA-negative ANCA-associated vasculitis と定義され，現在の測定法では ANCA を同定できない可能性や PR3 および MPO 以外の ANCA 対応抗原が関与している可能性，ANCA 関連血管炎が原因でない未知の疾患の可能性が推察されている[1]．

2．好中球細胞外トラップ(neutrophil extracellular traps：NETs)について

ANCA が血管炎を起こす機序として，感染などがトリガーとなり，産生された炎症性サイトカインが好中球に作用し，ANCA の対応抗原である MPO や PR3 を細胞膜に表出させ，これが ANCA に結合，または好中球の細胞膜上または近傍で MPO や PR3 に結合した ANCA が Fcγ 受容体を介して好中球に結合することにより，好中球の過剰な活性化が誘導され，サイトカインの異常産生を介して血管内皮細胞を障害するサイトカインシークエンス説が提唱されてきた[10][11]．近年，ANCA による好中球の過剰な活性化には，サイトカインの異常産生だけでなく，NETs の形成誘導も含まれることが明らかとなってきた[12]．NETs は，活性化された好中球が自らのデオキシリボ核酸(DNA)と細胞質内の MPO や PR3 などの細胞内酵素を網状の構造物として細胞外に放出したものであり，新たな細胞死形態として報告された[13]．NETs は本来，生体防御に必要不可欠な自然免疫システムであるが，過剰な NETs は血栓形成や血管内皮細胞の原因となると考えられている[11][14]．また通常，過剰な NETs は DNase Ⅰによる分解制御を受けているが，MPA 患者では DNase Ⅰ活性が低下していることが明らかとなっている[15]．

OMAAV で認められる難治性中耳炎や内耳障害の病態にも，サイトカインの関与や NETs の誘導形成がかかわっていると考えられる．筆者は，OMAAV 患者と，通常の滲出性中耳炎の中耳貯留液中のサイトカインの解析を行い比較した．その結果，OMAAV 患者の中耳貯留液中には，IL-6 濃度が有意に高値であることが明らかとなった(未発表データ)．OMAAV における NETs の関与の証明のため，Morita ら[16]は，OMAAV 患者の中耳貯留液中の MPO-DNA 複合体を ELISA にて測定し，非 ANCA 関連滲出性中耳炎患者と比較し，有意な上昇を認めたと報告している．MPO-DNA 複合体は，好中球由来タンパクである MPO と DNA の複合体であり，NETs 断片の評価として用いられ，自己免疫疾患の他にも，悪性腫瘍や重症感染症でも上昇することが報告されている[17]．ANCA 関連血管炎では形成されやすくなった NETs が ANCA 産生を誘導し，病態形成にかかわっていると考えられている．

病態からみた治療薬

ANCA 関連血管炎の標準的な寛解導入治療は，GC＋CY であり，メチルプレドニゾロンパルス療法や PSL 1 mg/kg/日といった高用量 GC に加え，IVCY またはリツキシマブ(rituximab：RTX)を併用することが推奨されている[11]．また，寛解維持治療として GC とアザチオプリン，または RTX の併用療法により再燃予防を行う．ANCA を産生する B 細胞を制御する目的で，B 細胞除去抗体である抗 CD20 抗体薬であるリツキシマブは，寛解導入ならびに寛解維持において重要な治療薬として認識されている．OMAAV に対して RTX を用いた治療も報告されており，有効性と安全性が示されている[18]．

しかし，有害事象や合併症で高用量 GC を使用できない症例も存在する．2017 年に補体 C5a 受容体阻害薬であるアバコパンが高用量 GC に変わる治療として登場した．アバコパンは，補体を介した好中球活性化の阻害薬である．補体活性化の最終段階で産生される補体成分であるアナフィラトキシン C5a は C5a 受容体との結合を介して好中球をプライミングして ANCA の対応抗原を細胞膜へ表出させる．その後，ANCA が結合した好中球は活性酸素種(reactive oxygen species：ROS)を活性化して血管内皮障害を引き起こすため，C5a 受容体の阻害は ANCA 関連血管炎の病態に即した治療と考えられている[11]．

おわりに

OMAAVは，難聴を初発症状として耳鼻咽喉科を受診する機会の多い疾患であるが，早期の確定診断は必ずしも容易ではない．早期診断のためには臨床像の把握，鑑別疾患の除外を行い，OMAAV診断基準を活用して治療開始のタイミングを見極めることが重要である．今後，さらに感度・特異度の高い血清診断法や，中耳貯留液を用いた診断法の開発も望まれる．

参考文献

1）Jennette JC, Falk RJ, Bacon PA, et al：Revised International Chapel Hill Consensus Conference Nomenclature of Vasculitides. Arthritis Rheum, **65**：1-11, 2013.

2）Harabuchi Y, Kishibe K, Komabayashi Y：Clinical manifestations of granulomatosis with polyangiitis (Wegener's granulomatosis) in the upper respiratory tract seen by otolaryngologists in Japan. Clin Exp Nephrol, **17**：663-666, 2013.

3）Harabuchi Y, Kishibe K, Tateyama K, et al：Clinical characteristics, the diagnostic criteria and management recommendation of otitis media with antineutrophil cytoplasmic antibody (ANCA)-associated vasculitis (OMAAV) proposed by Japan Otological Society. Auris Nasus Larynx, **48**：2-14, 2021.

Summary ANCA関連血管炎性中耳炎の診断基準が示され，国際的にも認識される疾患として発信されている．

4）日本耳科学会ANCA関連血管炎性中耳炎全国ワーキンググループ：ANCA関連血管炎性中耳炎(OMAAV)診療の手引き．金原出版, 2016.

5）Harabuchi Y, Kishibe K, Tateyama K, et al：Clinical features and treatment outcomes of otitis media with antineutrophil cytoplasmic antibody (ANCA)-associated vasculitis (OMAAV)：A retrospective analysis of 235 patients from a nationwide survey in Japan. Mod Rheumatol, **27**：87-94, 2017.

Summary 全国アンケート調査に基づき，ANCA関連血管炎性中耳炎の臨床的特徴の解析が行われた．顔面神経麻痺や肥厚性硬膜炎の有無，ANCAタイプ別に臨床像の比較も行われた．

6）立山香織，児玉　悟，能美　希ほか：ANCA関連血管炎性中耳炎(OMAAV)の早期診断のために―OMAAV14症例の血清学的検討―．日耳鼻会報, **118**：1133-1142, 2015.

7）猪原登志子：抗好中球細胞質抗体(ANCA)測定の臨床的意義と留意点 up-to-date．リウマチ, **47**：635-643, 2012.

8）猪原登志子：ANCA検査の現状と問題点．日臨, **71**：269-277, 2013.

9）Tateyama K, Kodama S, Kishibe K, et al：A novel strategy with combined assays for detection of anti-neutrophil cytoplasmic antibody (ANCA) in clinically ANCA-negative granulomatosis with polyangiitis patients. Auris Nasus Larynx, **44**：735-741, 2017.

Summary 多発血管炎性肉芽腫症29症例の血清を用い様々な検査法によるANCAの測定を行い，一つの検査法でANCA陰性であっても別の検査法でANCA陽性となる症例が存在することが明らかとなった．

10）Csernok E：Anti-neutrophil cytoplasmic antibodies and pathogenesis of small vessel vasculitides. Autoimmun Rev, **2**：158-164, 2003.

11）厚生労働科研究費補助金難治性疾患等政策研究事業，針谷正祥ほか(編)：105-109，ANCA関連血管炎診療ガイドライン2023．診断と治療社, 2023.

12）Brinkmann V, Reichard U, Goosmann C, et al：Neutrophil extracellular traps kill bacteria. Science, **303**：1532-1535, 2004.

13）Kessenbrock K, Krumbholz M, Schönermarck U, et al：Netting neutrophils in autoimmune small-vessel vasculitis. Nat Med, **15**(6)：623-625, 2009.

14）Grayson PC, Kaplan MJ：At the Bench：neutrophil extracellular traps (NETs) highlight novel aspects of innate immune system involvement in autoimmune diseases. J Leukoc Biol, **99**：253-264, 2016.

15）石津明洋：抗好中球細胞質抗体関連血管炎の病態形成メカニズム．アレルギー, **70**：372-375, 2021.

16）Morita S, Nakamaru Y, Nakazawa D, et al：Elevated Level of Myeloperoxidase-Deoxyri-

bonucleic Acid Complex in the Middle Ear Fluid Obtained From Patients With Otitis Media Associated With Antineutrophil Cytoplasmic Antibody-associated Vasculitis. Otol Neurotol, **39**：e257-e262, 2018.
17) 三好敦子，中沢大悟，上田雄翔ほか：Neutrophil extracellular traps(NETs)の測定方法と臨床的意義．日血栓止血会誌, **33**：593-597, 2022.
18) Okada M, Suemori K, Takagi D, et al：The treatment outcomes of rituximab for intractable otitis media with ANCA-associated vasculitis. Auris Nasus Larynx, **46**：38-42, 2019.

MB ENT, 292：17-25, 2024

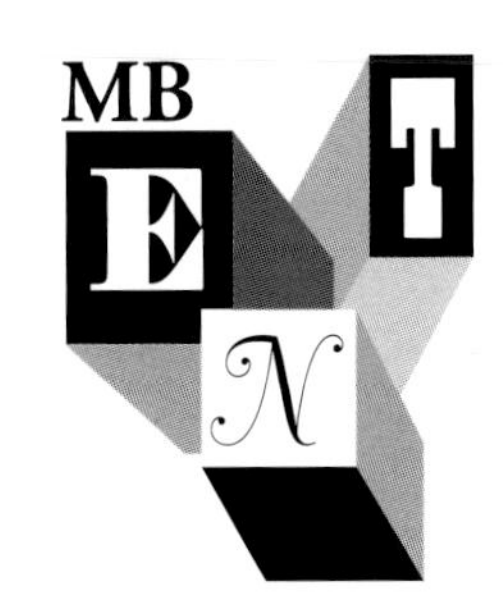

アレルギー性鼻炎の免疫病態

米倉修二*

Abstract アレルギー性鼻炎はスギ花粉や塵ダニなどの外来抗原に対して，アレルゲン特異的 IgE を介して反応するⅠ型アレルギー疾患である．感作成立から発症までには獲得免疫と自然免疫が絡み合うが，アレルゲン特異的 IgE と Th2 細胞が中心的となるアレルギー炎症といえる．アレルゲン免疫療法の主な作用機序は，制御性 T 細胞の誘導，Th2 細胞の活性化・増殖の抑制，IgG4 など阻止抗体の産生誘導と考えられている．アレルゲン免疫療法は，アレルギー性鼻炎の自然経過を変えることができる治療であり，その効果発現のメカニズムを理解するには，アレルギー性鼻炎の発症機序を知る必要がある．本邦におけるアレルギー性鼻炎の有病率の増加は著しく，根本的な治療による対策が急がれる．今後，作用機序の解明や，効果判定の指標の確立が進むことで，アレルゲン免疫療法がさらに普及することを期待したい．

Key words アレルギー性鼻炎(allergic rhinitis)，舌下免疫療法(sublingual immunotherapy)，スギ花粉(Japanese cedar pollen)，塵ダニ(house dust mite)，アレルゲン特異的 IgE(allergen-specific IgE)，Th2 細胞(T helper 2 cell)

はじめに

アレルゲン免疫療法は，アレルギー性鼻炎の自然経過を変えることができる治療ある．本邦の鼻アレルギー診療ガイドライン[1]では，すべての重症度や病型に免疫療法が推奨されている．アレルゲン免疫療法の効果発現のメカニズムを理解するには，アレルギー性鼻炎の発症機序を知っておくことは必須である．本稿では，前半にアレルギー性鼻炎の感作成立から発症までの免疫学的および生理学的病態についてレビューし，後半は舌下免疫療法の作用機序について中心に概説する．

アレルゲン感作成立とアレルギー性鼻炎の発症

アレルギー性鼻炎はスギ花粉や塵ダニなどの外来抗原に対して，アレルゲン特異的IgEを介して反応するⅠ型アレルギー疾患である．樹状細胞はこれらのアレルゲンを鼻粘膜で捉え，局所リンパ節でナイーブT細胞に抗原提示する．抗原提示されたナイーブT細胞はIL-4，IL-5，IL-13などのサイトカインを産生するアレルゲン特異的なTh2細胞へと分化誘導される．さらに，これらのIL-4やIL-13によりB細胞のクラススイッチが誘導され，アレルゲン特異的IgEが産生される．このIgEが鼻粘膜のマスト細胞上のFcεRIに結合することで感作が成立する．また，アレルゲンが鼻粘膜に到達すると，アレルゲン内のプロテアーゼによる上皮細胞障害が起こり，IL-25，IL-33，TSLP(thymic stromal lymphopoietin)などの上皮性サイトカインが放出される．これらの上皮性サイトカインによって活性化されたILC2(2型自然リンパ球：Group 2 innate lymphoid cells)は，大量の2型サイトカインを産生することでTh2細胞の分化誘導を亢進すると考えられている．このように，獲得免疫と自然免疫が絡み合いながら感作は成立する(図1)．

* Yonekura Syuji，〒260-8677 千葉県千葉市中央区亥鼻 1-8-1　千葉大学大学院医学研究院耳鼻咽喉科・頭頸部腫瘍学，准教授

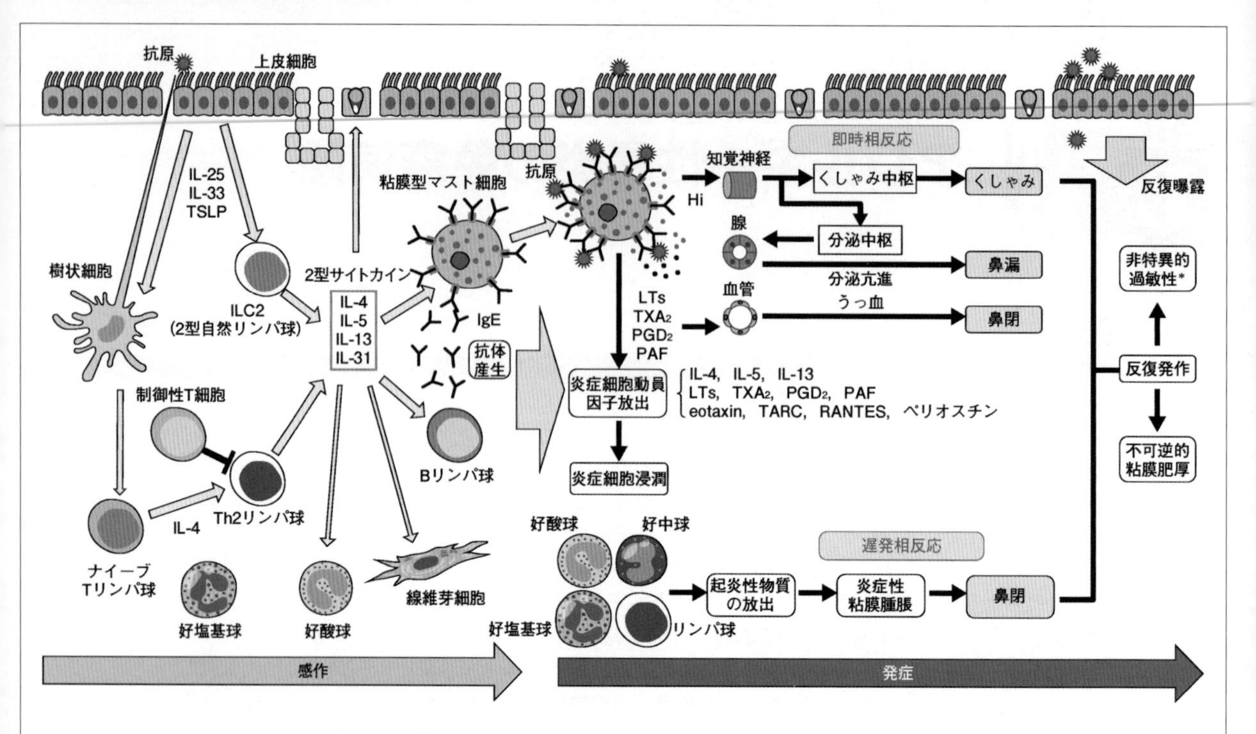

図 1. アレルギー性鼻炎症状発現のメカニズム
感作成立から発症までには獲得免疫と自然免疫が絡み合うが，アレルゲン特異的 IgE と Th2 細胞が中心的となるアレルギー炎症と考えられる
(文献 1 より転載)

感作の成立後にアレルゲンの曝露を繰り返すことで発症へと進むが，その過程は明らかになっていない部分も多い．我々のグループは，スギ花粉感作陽性(スギ特異的 IgE 抗体値が class 2 以上)で，スギ花粉症の症状を自覚していない者33例を対象とした前向き観察研究を行い，その後スギ花粉症を発症した8例(発症群)と発症しなった25例(非発症群)について末梢血単核球を用いた免疫学的検討を行った[2]．スギ抗原特異的 Th2 細胞の比較では，花粉飛散前は両群においてクローンサイズの有意な差は認めなかったが，飛散後は発症群では有意に増加し，非発症群ではそのような変化は認められなかった(図 2)．この発症群のクローンサイズの増加は，2 型アレルギー反応の亢進を反映していると考えられる．近年，一部のメモリー T 細胞は分化していくなかで受容体の発現などによって通常とは異なる機能を獲得することが明らかとなった[3]．このようなサブグループは抗原刺激以外の要素が加わることによって IL-5 や IL-17 などのサイトカインを大量に産生することが知られており，長期生存することで疾患の原因にかかわるとして病原性 T 細胞と呼ばれている．アレルギー性鼻炎においては，IL-33 レセプターである ST2 を発現し，大量の IL-5 を産生するメモリー Th2 細胞が，発症にかかわる病原性 Th2 細胞であることが報告されている[4)5)]．スギ花粉症をターゲットとした研究では，未感作群あるいは感作未発症群に比較して，発症者では Th2 細胞における ST2 の発現が増強していることが明らかにされている[4]．

鼻炎症状発現の病態

アレルギー性鼻炎患者の鼻粘膜にアレルゲンが到達すると，マスト細胞上の IgE と結合し，抗原

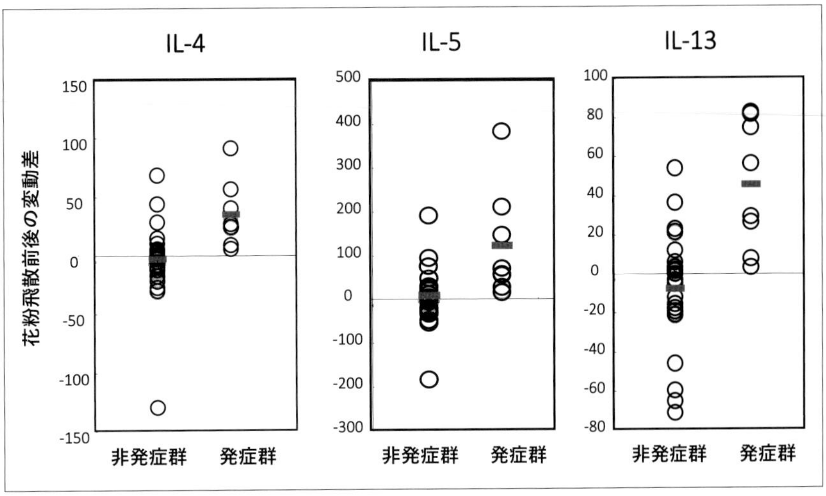

図 2.
花粉飛散前後のスギ抗原特異的Th2 細胞クローンサイズの変動
スギ抗原特異的 Th2 細胞の比較では，花粉飛散前は両群においてクローンサイズの有意な差は認めなかったが，飛散後は発症群では有意に増加し，非発症群ではそのような変化は認められなかった
（文献 2 より一部改変・引用）

抗体反応が惹起される．その結果，マスト細胞からヒスタミンやロイコトリエンを主とするメディエーターが放出され，くしゃみ，鼻漏，鼻閉などの症状を惹起する（図 1）．くしゃみ，鼻汁分泌はアレルゲン侵入後ただちに認められ，抗原ディスクを用いた単回の鼻粘膜誘発試験においては，即時相反応と位置づけられる．抗原抗体反応により主にマスト細胞から脱顆粒したヒスタミンの刺激を受けた三叉神経は，substance P（SP）あるいはカルシトニン遺伝子関連ペプチド（calcitonin gene-related peptide：CGRP）陽性神経を介して，順行性にくしゃみ中枢へ刺激が伝えられ，呼吸反射としてのくしゃみを生じる[6]．水様性鼻汁は主に知覚神経終末に対するヒスタミンの刺激効果が鼻粘膜過敏性で増幅され中枢へ伝えられ，上唾液核を介する副交感神経反射によって神経終末から遊離されるアセチルコリンが鼻腺に作用して，鼻腺で作られる分泌物である．

鼻閉は即時相でもみられるが，抗原誘発後 6～9 時間後の遅発相においては鼻粘膜腫脹を中心とした反応がみられ，鼻閉症状が持続する．遅発相ではロイコトリエンをはじめとするケミカルメディエーターや 2 型サイトカイン（IL-4，IL-5，IL-13），あるいはケモカイン（eotaxin，RANTES，TARC）によって，好酸球浸潤を中心としたアレルギー炎症が惹起される．ロイコトリエンは鼻粘膜細静脈および血管平滑筋に分布するロイコトリエン受容体に作用して，血漿漏出を起こすと同時に，血管平滑筋の弛緩を起こすことによって鼻粘膜腫脹を起こす．鼻粘膜腫脹にはロイコトリエンの他に，トロンボキサン A_2，プロスタグランジン D_2，血小板活性化因子（platelet-activating factor：PAF）など各種の脂質メディエーターが関与する．これらはいずれもマスト細胞，好塩基球好酸球などの炎症細胞に刺激が加わった際に細胞膜のリン脂質を素材として生成されたものである．

即時相および遅発相の反応は，単回の鼻粘膜誘発試験で確認されたものであり，実際にスギ花粉に連続曝露された際の反応とは異なる．我々のグループは，花粉飛散室を用いて連続曝露の際の反応を確認した[7]．成人スギ花粉症ボランティア 15 例を対象として，スギ花粉曝露（8,000 個/m^3，3 時間）の誘発試験を行い，退室後 9 時間まで症状の記録を行った．図 3 に症状の時間経過を示す．いずれの症状も花粉曝露開始 2～3 時間でピークに達し，退室した後も一定の減弱はあるものの，くしゃみ，鼻漏を含めて依然症状が持続していた．鼻汁中メディエーター，顆粒タンパク，ニューロペプチドの測定結果を図 4 に示す．ロイコトリエンのみならず，ヒスタミン，substance P（SP）は退室直後，退室 6 時間後と時間経過とともに有意に増加していた．ディスクによる鼻粘膜のごく一部への単回刺激と実際の花粉連続曝露では，誘発される症状や産生されるメディエーターの時間経過が異なる可能性が示唆された．

舌下免疫療法の作用機序（図 5[8]）

舌下免疫療法の作用機序の一つとして，アレル

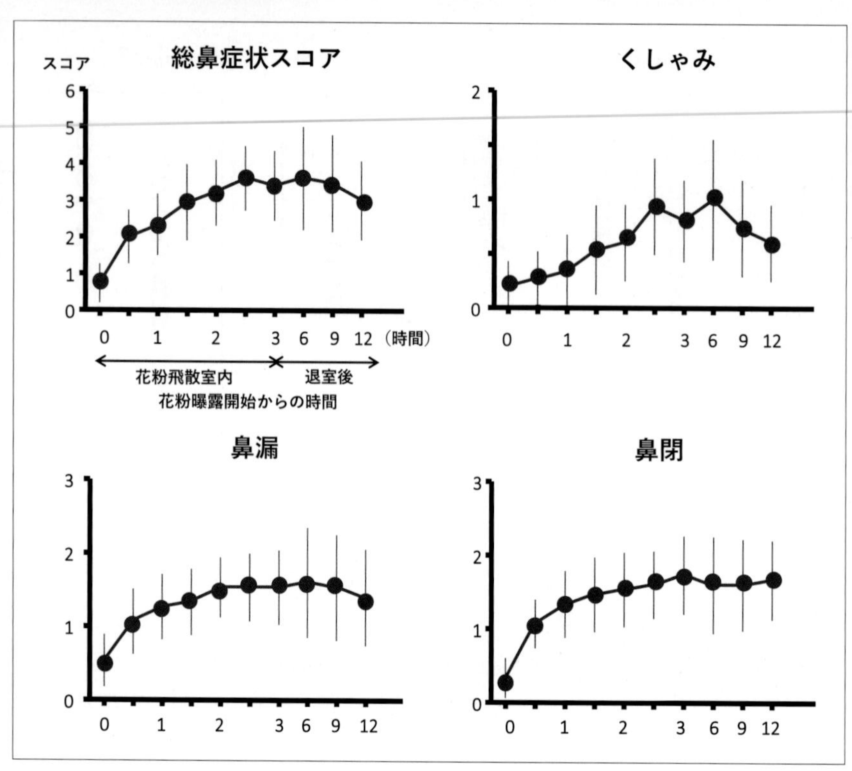

図 3.
花粉飛散室における花粉曝露試験(鼻症状スコア)
いずれの症状も花粉曝露開始2～3時間でピークに達し，退室した後も一定の減弱はあるものの，くしゃみ，鼻漏を含めて依然症状が持続していた
(文献7より一部改変・引用)

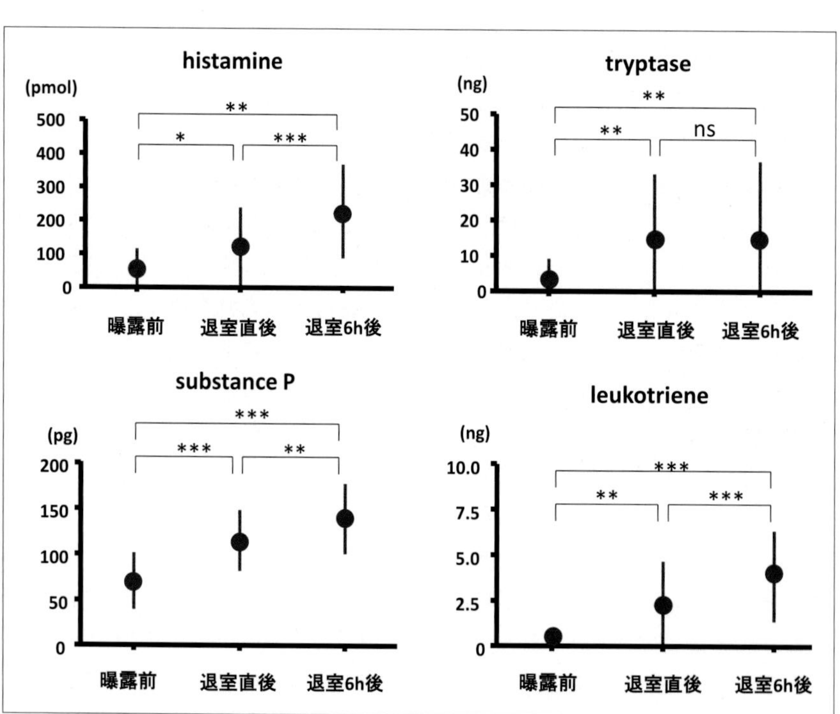

図 4.
鼻汁中メディエーター・顆粒タンパク・ニューロペプチド
ロイコトリエンのみならず，ヒスタミン，substance P(SP)は退室直後，退室6時間後と時間経過とともに有意に増加していた
(文献7より一部改変・引用)

ゲンを舌下投与すると口腔粘膜の樹状細胞がアレルゲンを取り込み，制御性T細胞(Treg)が誘導され，Tregから産生されたIL-10やTGF-βが，樹状細胞の抗原提示機能とアレルゲン特異的T細胞刺激機能を抑制することが報告されている[9)10)]．産生されたIL-10やTGF-βは，IgAや特定のIgGクラスのクラススイッチ因子でありIgA・IgGを産生させる．これらのIgA・IgGは，阻止抗体として働く可能性があるが，これらの抗体価がどのような臨床的意義をもつかについて見

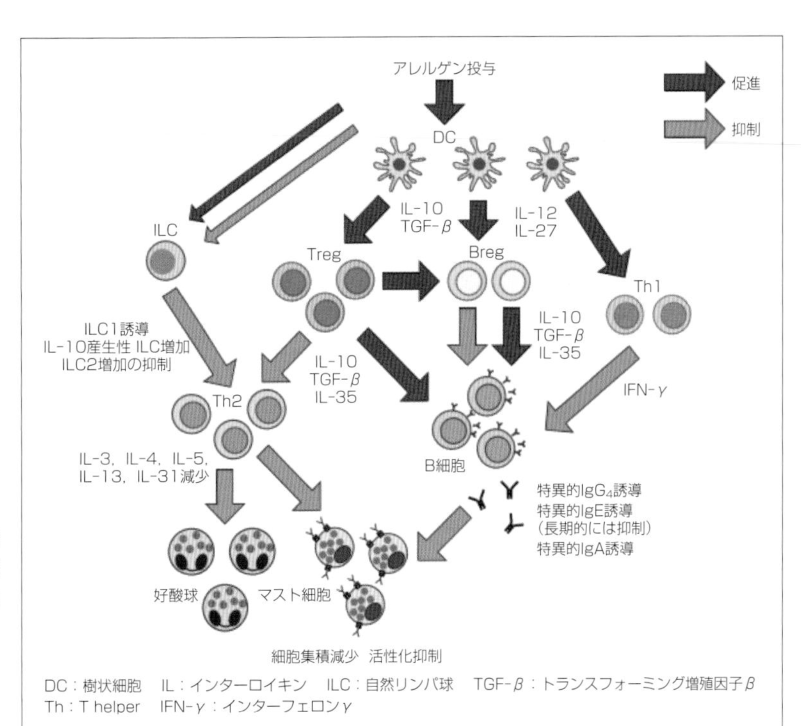

図 5.
アレルゲン免疫療法の作用機序
アレルゲン免疫療法の主な作用機序は，制御性 T 細胞の誘導，Th2 細胞の活性化・増殖の抑制，IgG4 など阻止抗体の産生誘導と考えられている
（文献 8 より転載）

解は一致していない[11][12]．主要アレルゲンコンポーネントに対する IgE および IgG4 の変動は，早い段階で舌下免疫療法の効果を示すと報告されている[11]．アレルゲン特異的 IgG4 は一般的には IgE の阻害抗体として作用することで，アレルギー症状の抑制に寄与していることが報告されているが[12]，その一方では単にアレルゲンの曝露を反映しているとの報告もあり[13]，測定の有用性についてはいまだ見解は一致していない．また IL-10 や TGF-β は，好酸球や肥満細胞の浸潤や活性化を抑制するとともに，Th2 の活性化と増殖を抑える[14]．

舌下免疫療法による
アレルゲン特異的 IgE および IgG4 の変化

本邦におけるスギ花粉舌下錠やダニ舌下錠の第Ⅲ相試験においても，アレルゲン特異的 IgE は実薬群では治療開始後速やかに上昇することが示されている[15][16]．スギ舌下錠の第Ⅱ/Ⅲ相試験は 5 シーズンにわたり行われており，長期でみると IgE はピークを迎えたのちに徐々に抗体価は低下していくことが示されている[15]．IgG4 においても，実薬群では治療開始後速やかに抗体価が上昇する．ただし，以前のスギ花粉舌下液の第Ⅲ相試験において実薬群の著効例，無効例におけるスギ特異的 IgE および IgG4 の変動についても検証を行うと，IgE，IgG4 ともに両群で同じような推移を示していた[17]（図 6）．これらの抗体価の変動は，舌下免疫療法が免疫反応を惹起していることを示すものであるが，効果発現への関与については明らかにされておらず，今後の検討課題である．

舌下免疫療法によるアレルゲン特異的 Th2 細胞および制御性 T 細胞の変化

スギ花粉舌下液の第Ⅱ/Ⅲ相試験において，千葉大学の関連施設で試験に参加した 40 例を対象に，治療前，飛散期前後に採血を行い，分離した末梢血単核細胞（PBMC）にスギ花粉の主要抗原ペプチドである Cry j を加えて培養し，Th2 細胞数を ELISPOT 法にて解析した[18]．実薬群では著効群 13 例，無効群 5 例，プラセボ群では著効群 7 例，無効群 12 例であった．スギ花粉特異的 2 型サイトカイン産生細胞数の経時的な変動をみると，プラセボ群あるいは実薬群無効例と比較して，実薬群著効例では IL-4，IL-5（図 7）ともに低値を推移しており，飛散前後の細胞数の増加も抑制され

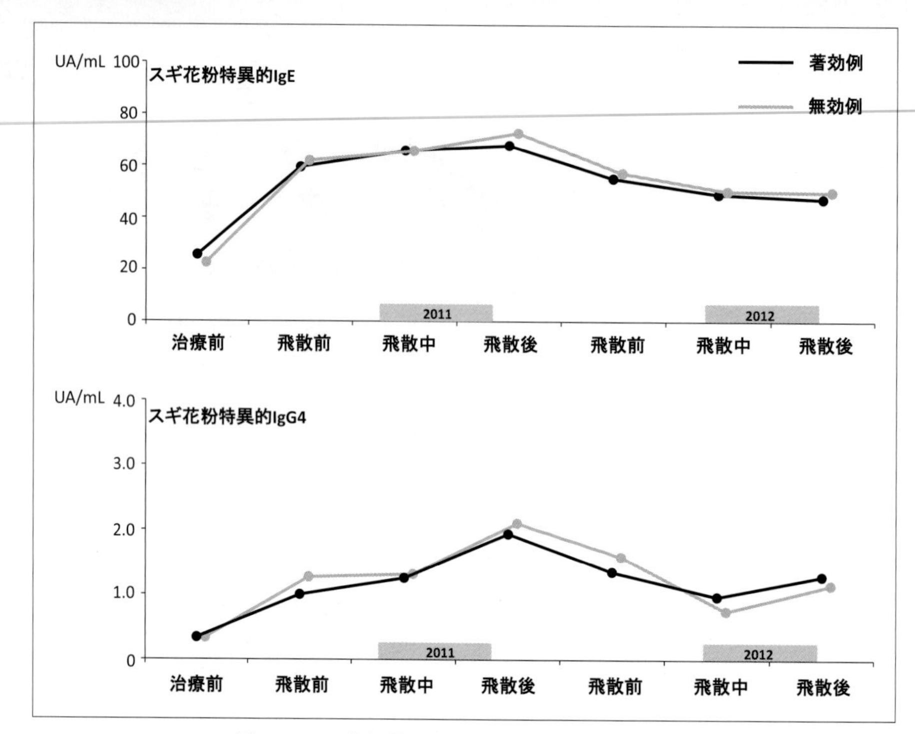

図 6. スギ花粉特異的 IgE および IgG4 の変動
スギ花粉特異的 IgE および IgG4 は著効群と無効群で同じような変動を示していた
（文献 17 より一部改変・引用）

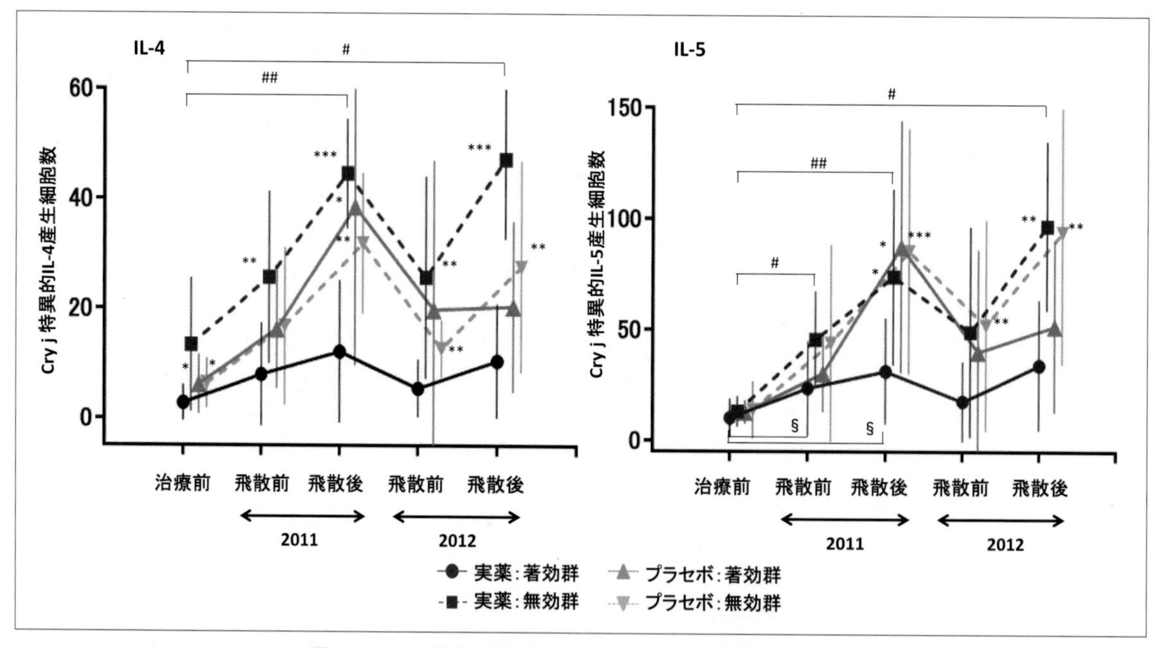

図 7. Cry j 特異的 2 型サイトカイン産生細胞数の変動
スギ花粉特異的 IL-4 および IL-5 産生細胞数は，プラセボ群あるいは実薬群無効例と比較して，実薬群著効例では有意に低値を推移しており，飛散期前後の増加が抑制されていた
＊$P<0.05$，＊＊$P<0.01$，＊＊＊$P<0.001$：実薬群無効例，プラセボ群著効例，プラセボ群無効例 vs. 実薬群著効例
#$P<0.05$，##$P<0.01$：実薬群無効例の群内比較
§$P<0.05$：実薬群著効例の群内比較
（文献 18 より一部改変・引用）

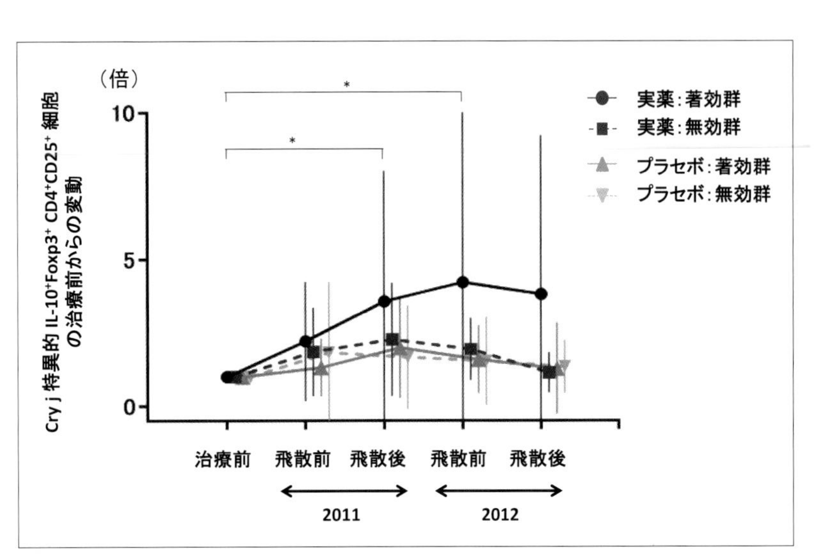

図 8.
Cry j 特異的制御性 T 細胞の変動
スギ花粉特異的制御性 T 細胞(IL-10$^+$ CD4$^+$CD25$^+$FOXP3$^+$)を治療前，飛散期前後にて解析したところ，プラセボ群あるいは実薬群無効例と比較して，実薬群著効例では有意に増加していた
$*P<0.05$，$**P<0.01$
(文献 18 より一部改変・引用)

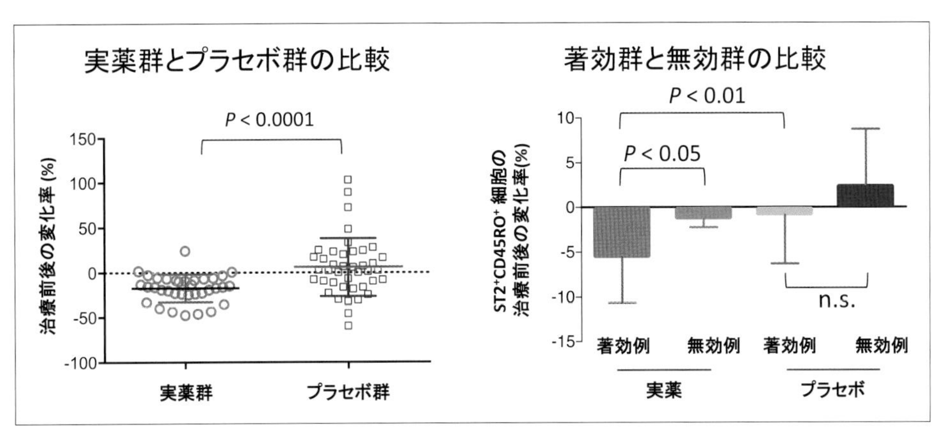

図 9. ダニ反応性 ST 陽性メモリー Th2 細胞
プラセボ群に比較して実薬群においてダニ反応性 ST2 陽性メモリー Th2 細胞数の変化率は有意に低く，さらに実薬群の著効群は無効群より有意に細胞数が減少していた
(文献 18 より一部改変・引用)

ていた．末梢血単核球に Cry j の抗原刺激を加え，誘導されたスギ花粉特異的制御性 T 細胞(IL-10$^+$CD4$^+$CD25$^+$FOXP3$^+$)を治療前，飛散期前後にて解析したところ，プラセボ群あるいは実薬群無効例と比較して，実薬群著効例では有意に増加していた(図 8)．これらのスギ花粉特異的 Th2 細胞およびスギ花粉特異的制御性 T 細胞の変動は，免疫療法の奏効機序の一端を説明すると考えられ，さらに治療効果を反映するバイオマーカーとなる可能性も期待される．

舌下免疫療法による病原性 Th2 細胞の変化

我々は，ST2 を発現するメモリー Th2 細胞が，アレルギー性鼻炎の発症にかかわる病原性 Th2 細胞であると報告したことを先に述べたが，舌下免疫療法の介入によって病原性 Th2 細胞が受ける変化についても検討した．ダニ舌下免疫療法の国内第Ⅱ/Ⅲ相臨床試験に参加していた実薬群 42 例およびプラセボ群 35 例の末梢血を用いて，治療前と治療後におけるダニ反応性 ST2 陽性メモリー Th2 細胞数の変動について解析したところ[5]，プラセボ群に比較して実薬群において細胞数の変化率は有意に低かった(図 9)．さらに，実薬群の著効群は無効群より有意に細胞数が減少しており(図 9)，ST2 陽性メモリー Th2 細胞数の変動が舌下免疫療法の作用機序に関連している可能性が示唆された．

おわりに

耳鼻咽喉科医およびその家族を対象とした疫学調査では[19]，本邦におけるアレルギー性鼻炎，スギ花粉症，通年性アレルギー性鼻炎の有病率は，それぞれ49.2%，38.8%，24.5%である．舌下免疫療法の導入数はスギ花粉およびダニにおいて，それぞれ数十万程度と推定されているが，有病率を考慮すると十分な普及とは言い難い．作用機序の解明や，効果判定の指標の確立が進むことで，さらにアレルゲン免疫療法が広がることを期待したい．

参考文献

1）日本耳鼻咽喉科免疫アレルギー学会，鼻アレルギー診療ガイドライン作成委員会：鼻アレルギー診療ガイドライン—通年性鼻炎と花粉症—2020年版(改訂第9版)．ライフ・サイエンス，2020.

Summary 2020年に改訂された鼻アレルギーのガイドラインである．疫学，診断，治療など多くの項で改訂された．

2）Uekusa Y, Inamine A, Yonekura S, et al：Immunological parameters associated with the development of allergic rhinitis：a preliminary prospective study. Am J Rhinol Allergy, **26**：92–96, 2012.

3）Nakayama T, Hirahara K, Onodera A, et al：Th2 Cells in Health and Disease. Annu Rev Immunol, **35**：53–84, 2017.

4）Iinuma T, Okamoto Y, Morimoto Y, et al：Pathogenicity of memory Th2 cells is linked to stage of allergic rhinitis. Allergy, **73**：479–489, 2018.

5）Ihara F, Sakurai D, Yonekura S, et al：Identification of specifically reduced Th2 cell subsets in allergic rhinitis patients after sublingual immunotherapy. Allergy, **73**：1823–1832, 2018.

6）今野昭義：鼻過敏症–その病態と臨床．第97回日本耳鼻咽喉科学会宿題報告モノグラフ．千葉大学医学部耳鼻咽喉科学教室，1996.

7）Okuma Y, Okamoto Y, Yonekura S, et al：Persistent nasal symptoms and mediator release after continuous pollen exposure in an environmental challenge chamber. Ann Allergy Asthma Immunol, **117**(2)：150–157, 2016.

8）「アレルゲン免疫療法の手引き」委員会(編)：アレルゲン免疫療法の手引き．日本アレルギー学会(監)，協和企画，2022.

Summary 日本アレルギー学会より2022年に発行された手引きで，総論から治療の実際，アナフィラキシーへの対処まで解説されている．

9）Taylor A, Verhagen J, Blaser K, et al：Mechanisms of immune suppression by interleukin-10 and transforming growth factor-beta：the role of T regulatory cells. Immunology, **117**：433–442, 2006.

10）Dons EM, Raimondi G, Cooper DK, et al：Induced regulatory T cells：mechanisms of conversion and suppressive potential. Hum Immunol, **73**：328–434, 2012.

11）Schmid JM, Würtzen PA, Dahl R, et al：Pretreatment IgE sensitization patterns determine the molecular profile of the IgG4 response during updosing of subcutaneous immunotherapy with timothy grass pollen extract. J Allergy Clin Immunol, **137**(2)：562–570, 2016.

12）James LK, Shamji MH, Walker SM, et al：Long-term tolerance after allergen immunotherapy is accompanied by selective persistence of blocking antibodies. J Allergy Clin Immunol, **127**：509–516, e1–e5, 2011.

13）Aalberse RC, Stapel SO, Schuurman J, et al：Immunoglobulin G4：an odd antibody. Clin Exp Allergy, **39**：469–477, 2009.

14）Schandené L, Alonso-Vega C, Willems F, et al：B7/CD28-dependent IL-5 production by human resting Tcells is inhibited by IL-10. J Immunol, **152**：4368–4374, 1994.

15）Yonekura S, Gotoh M, Kaneko S, et al：Disease-Modifying Effect of Japanese Cedar Pollen Sublingual Immunotherapy Tablets. J Allergy Clin Immunol Pract, **9**：4103–4116, 2021.

16）Okamoto Y, Fujieda S, Okano M, et al：House dust mite sublingual tablet is effective and safe in patients with allergic rhinitis. Allergy, **72**：435–443, 2017.

17）Yonekura S, Okamoto Y, Sakurai D, et al：An

analysis of factors related to the effect of sublingual immunotherapy on Japanese cedar pollen induced allergic rhinitis. Allergol Int, **67**：201-208, 2018.

18）Sakurai D, Yonekura S, Iinuma T, et al：Sublingual immunotherapy for allergic rhinitis：Subjective versus objective tools to evaluate its success. Rhinology, **54**：221-230, 2016.

19）松原　篤，坂下雅文，後藤　穣ほか：鼻アレルギーの全国疫学調査 2019（1998 年，2008 年との比較）：速報—耳鼻咽喉科医およびその家族を対象として．日耳鼻会報，**123**：485-490, 2020.

MB ENT, 292：26-31, 2024

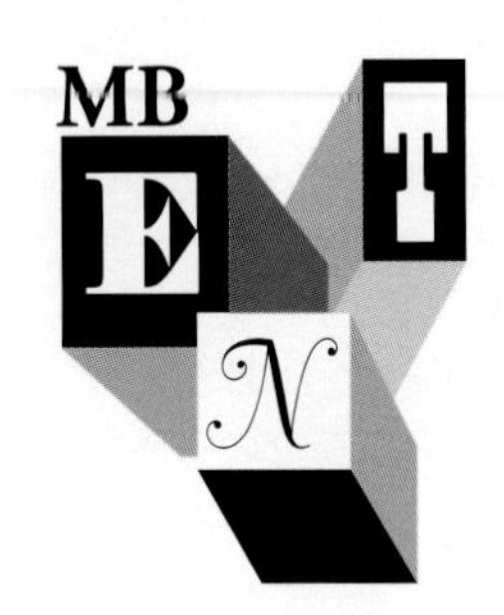

◆特集・知っておくべきアレルギー・免疫の知識

好酸球性副鼻腔炎の免疫病態

松山敏之*

Abstract 近年では，慢性副鼻腔炎に対して臨床学的特徴による分類ではなく，免疫病態学的特徴による分類が試みられてきている．本邦で提唱されている好酸球性副鼻腔炎と欧米諸国で提唱されているCRSwNPは免疫学的観点からみると，免疫細胞が機能亢進することで生じている好酸球性炎症であり，同様な病態である．Th2，ILC2の機能亢進により2型サイトカイン(IL-4, IL-5, IL-13)が過剰分泌され，好酸球性炎症を引き起こしていると考えられていることから，2型炎症と称される．そのため，慢性副鼻腔炎は免疫機能異常によるものを2型炎症，対して感染性によるものを非2型炎症と分類されている．2型炎症の経路を部分的に抑制する生物学的製剤は多数存在するが，その一つである抗IL-4/13受容体抗体(デュピルマブ)が好酸球性副鼻腔炎に保険適用となった．デュピルマブは好酸球性副鼻腔炎の臨床症状の改善効果が高いことが報告されている．好酸球性副鼻腔炎のさらなる病態解明，生物学的製剤の効果・安全性の研究とともに，現在の手術中心の治療から抗体治療のさらなる拡大も検討していく必要がある．

Key words 好酸球性副鼻腔炎(eosinophilic chronic rhinosinusitis：ECRS)，鼻茸を伴う副鼻腔炎(chronic rhinosinusitis with nasal polyp：CRSwNP)，2型ヘルパーT細胞(Th2細胞)，2型自然リンパ球(group 2 innate lymphoid cells ILC2)，抗IL-4/13受容体抗体(dupilumab)

はじめに

副鼻腔炎は膿が溜まる病気，蓄膿症として認識されてきた本邦であるが，2000年代に入り，成人発症，両側鼻茸，嗅覚障害，末梢血中好酸球の高値，気管支喘息の合併などの主徴をもつ慢性副鼻腔炎がみられ，この臨床学的な特徴から好酸球性副鼻腔炎(eosinophilic chronic rhinosinusitis：ECRS)と命名された[1]．疾患概念が普及するにつれ，診断を行う基準の制定が必要となり，2015年に本邦から臨床学的特徴をスコアリングする好酸球性副鼻腔炎の診断基準が制定された[2)3)](表1)．一方，欧米諸国では従来から好酸球を主体とする副鼻腔炎があり，副鼻腔炎の分類を臨床学的な特徴である鼻茸の有無により分けてきた．すなわち，好酸球性炎症の副鼻腔炎は鼻茸を伴う副鼻腔炎(chronic rhinosinusitis with nasal polyp：CRSwNP)，好中球性炎症の副鼻腔炎は鼻茸を伴わない副鼻腔炎(chronic rhinosinusitis without

表 1．好酸球性副鼻腔炎の診断基準(JESREC study)
鼻茸の有無，CTの篩骨洞軟部陰影の優位性，血中好酸球値をスコアリングし，合計が11点以上で好酸球性副鼻腔炎の診断となる．また鼻茸組織中好酸球数が70個/HPF以上で確定診断となる

項目	スコア
病側：両側	3点
鼻茸あり	2点
篩骨洞陰影/上顎洞陰影　≧1	2点
血中好酸球(%)	
2＜　≦5%	4点
5＜　≦10%	8点
10%＜	10点

スコアの合計：11点以上を好酸球性副鼻腔炎とする
確定診断は，組織中好酸球数：70個/HPF以上

* Matsuyama Toshiyuki，〒371-8511 群馬県前橋市昭和町3-39-22　群馬大学大学院医学系研究科耳鼻咽喉科・頭頸部外科学，講師

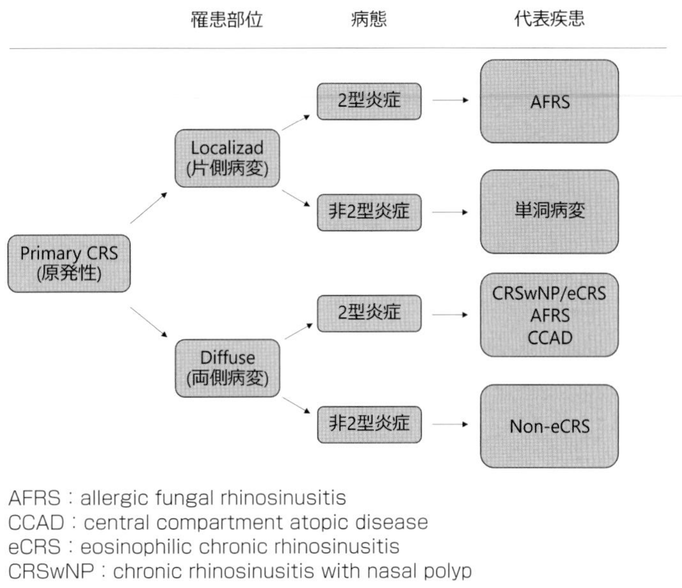

罹患部位　病態　代表疾患

Primary CRS (原発性)
Localizad (片側病変)
2型炎症 → AFRS
非2型炎症 → 単洞病変
Diffuse (両側病変)
2型炎症 → CRSwNP/eCRS AFRS CCAD
非2型炎症 → Non-eCRS

AFRS：allergic fungal rhinosinusitis
CCAD：central compartment atopic disease
eCRS：eosinophilic chronic rhinosinusitis
CRSwNP：chronic rhinosinusitis with nasal polyp

図 1.
EPOS2020 で提唱された慢性副鼻腔炎分類
片側病変であるか両側病変であるかを分けた後，免疫病態の 2 型炎症であるか非 2 型炎症であるかで慢性副鼻腔炎を分類している．CRSwNP/eCRS は鼻茸組織中好酸球数を 10 個/HPF 以上としている

nasal polyp：CRSsNP）と分類していた．双方の副鼻腔炎の考え方の違いは，元々好酸球性炎症を CRSwNP と考える欧米諸国からみれば，好酸球値をカットオフ値とする分類は，基準値に満たない好酸球性の副鼻腔炎はどう分類されるのか，一方で元々好中球性炎症が主体であった本邦からみれば，鼻茸の有無による分類は，鼻茸のある片側性の好中球性の副鼻腔炎はどう分類されるのか等々，互いの分類に議論を呈してきた．そのようなことから，近年では，慢性副鼻腔炎に対して臨床学的特徴による分類ではなく，免疫病態学的特徴による分類が試みられてきている．2020 年の欧州鼻科学会でのポジションペーパー（EPOS2020）では，慢性副鼻腔炎を病態学的に分けており，片側病変，両側病変と分類した後，後述する免疫病態の 2 型炎症であるか否かで副鼻腔炎を分類し，従来の CRSwNP は両側の 2 型炎症として CRSwNP/eCRS と記載されている[4]（図 1）．本邦から基準制定した ECRS と EPOS2020 で記載されている CRSwNP/eCRS は同じ基準制定ではないが，免疫病態学的観点からみれば，ECRS と CRSwNP/eCRS は同じ病態である．本稿では，ECRS と CRSwNP/eCRS を同義語として扱い解説する．

副鼻腔炎の免疫病態学分類

人体には病原体や異物を防御する免疫が備わっている．その免疫機能が崩れる疾患の代表として自己免疫疾患とアレルギーがある．自己免疫疾患は免疫細胞が自己に反応しない自己寛容の機能異常であり，アレルギーは病原体や異物に対して，免疫細胞の機能が過剰亢進したものである．感染性の副鼻腔炎はウイルスや細菌，真菌といった病原体に対する正常の免疫応答が働き感染性炎症を起こしているのに対して，好酸球性副鼻腔炎は免疫機能が過剰に反応して炎症を起こしているアレルギー性炎症疾患である．免疫は，自然免疫と獲得免疫の二つのタイプで成り立っている．自然免疫は元々備わっている防御システムといわれ，好中球やマクロファージなどが病原体や異物を貪食する初期の非特異的免疫応答である．早期に幅広く対応できる特徴をもつ一方，細胞内に侵入した病原体には対応できないため，獲得免疫への橋渡し役も担っている．対して，獲得免疫は，後天的に形成される防御システムといわれ，樹状細胞などの抗原提示細胞から抗原提示を受けたナイーブ T 細胞が，キラー T 細胞，ヘルパー T 細胞（Th 細胞）へと分化し，キラー T 細胞は感染細胞を殺傷し，Th 細胞は B 細胞からの抗体産生を促し病原

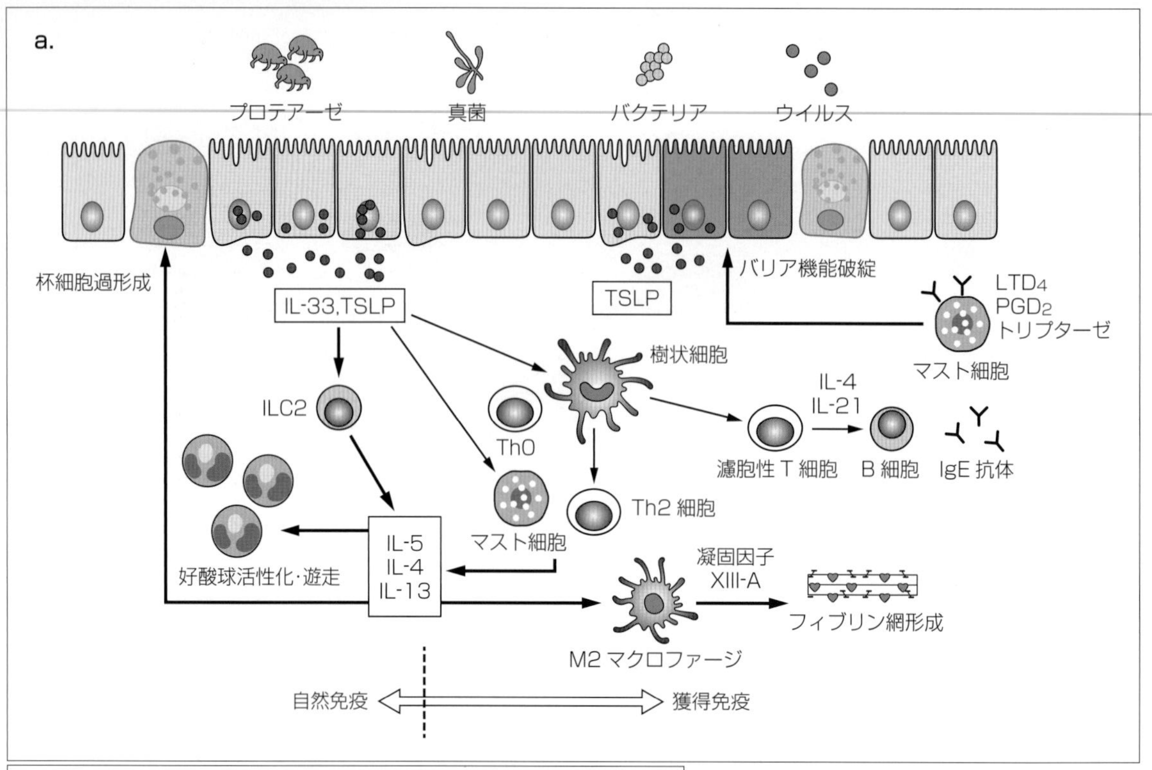

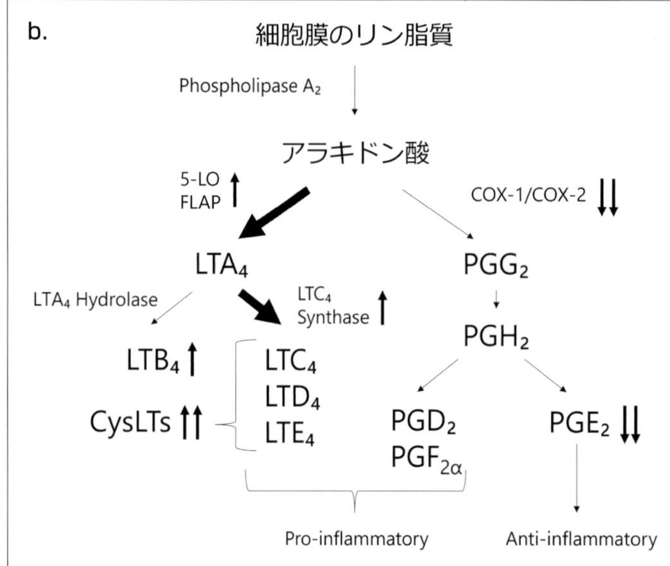

図 2.
a：好酸球性副鼻腔炎における2型炎症のシェーマ(文献6より転載)
b：AERDやNERDの病態説．アスピリン不耐患者は慢性的にCOX-2活性が低下し，PGE_2の産生低下が生じてCysLTsの過剰産生が生じている．ここにCOX-1の阻害がかかるとPGE_2の産生がさらに低下し，爆発的なCysLTs産生が起きて大発作になる(文献11より一部改変，転載)
5-LO FLAP：5-lipoxygenase-activating protein，COX：シクロオキシゲナーゼ，LT：ロイコトリエン，PG：プロスタグランジン

体を攻撃する特異的免疫応答である．高度な特異性と2回目以降の同じ病原体感染に対して，迅速に対応できる免疫記憶の特徴をもつ．双方の免疫システムはTh細胞がマクロファージを活性化したり，B細胞が作る抗体が貪食細胞を活性化するなど，互いに関係し人体の免疫を担っている．免疫メカニズムの詳細は本稿では割愛するが，獲得免疫，自然免疫ともに病原体や異物の種類と応答する代表的なTh細胞，自然リンパ球(innate lymphoid cells：ILC)により，主に3つのタイプに分かれる[5]．1型炎症はTh1細胞やILC1から産生されるインターフェロンγ(IFN-γ)などによる炎症で主に細胞内寄生細菌やウイルスなどに対する免疫応答を行う．2型炎症はTh2，ILC2から産生されるインターロイキン(interleukin：IL)-4，IL-5，IL-13などによる炎症で主に寄生虫などに対す

る免疫応答を行う．3 型炎症は Th17，ILC3 から産生される IL-17 や IL-22 などによる炎症で主に真菌や細菌などに対する免疫応答を行う．好酸球性副鼻腔炎の詳細な病態メカニズムはいまだ不明であるが，2 型炎症の機能異常が原因といわれている．このようなことから，EPOS2020 では，免疫アレルギー疾患が原因である副鼻腔炎を 2 型炎症，感染性の副鼻腔炎が原因である副鼻腔炎を非 2 型炎症と免疫病態学別に副鼻腔炎を分類している[4]（図 1）．

2 型炎症の免疫病態

2 型炎症は細菌，ウイルス，アレルゲンなどによる外界からの刺激で粘膜上皮が傷害されると，自然免疫応答として上皮由来サイトカインである IL-33，IL-25，TSLP（thymic stromal lymphopoietin）により ILC2 が誘導され，獲得免疫応答として樹状細胞などの抗原提示細胞から抗原提示を受けたナイーブ T 細胞から Th2 が誘導される．2 型炎症の免疫アレルギー疾患では，ILC2，Th2 の機能亢進により，大量の 2 型サイトカイン（IL-4，IL-5，IL-13）が産生される．IL-4 は B 細胞から産生される抗体のクラススイッチに関与し，産生された IgE は好塩基球やマスト細胞を活性化する．IL-5 は好酸球の活性化，粘膜組織への好酸球浸潤を引き起こす．IL-13 は杯細胞から粘液分泌を誘導する[6][7]．また，IL-4 や IL-13 は凝固線溶系に作用し鼻茸形成への関与も指摘されている[8]（図 2-a）．好酸球性副鼻腔炎の特徴でもある血中や鼻茸組織中の好酸球高値や粘稠度の高い鼻汁は，過剰分泌された 2 型サイトカインによるもの，嗅裂や中鼻道を中心とした粘膜炎症が強いことは，外界刺激によって引き起こされる気道疾患であることと合致する．また，好酸球性副鼻腔炎は特異的な抗原において炎症を惹起することがない点や血清 IgE 値が高値を示さない患者がいることから，自然免疫による ILC2 の関与のほうが強いと考えられている．さらに，ILC2 にはアラキドン酸代謝物であるプロスタグランジン（PG）D_2 やシスティニルロイコトリエン（CysLTs）の受容体の発現がみられることが明らかになった[9][10]．これは，NSAIDs によって強い気道炎症発作を引き起こすアスピリン不耐症（aspirin-exacerbated respiratory disease：AERD，NSAIDs-exacerbated respiratory disease：NERD）が好酸球性副鼻腔炎と密接に関係し，臨床上も互いに合併することに関連している．AERD や NERD の病態はアラキドン酸経路での慢性的な CysLTs の過剰産生状態における，NSAIDs（シクロオキシゲナーゼ：COX-1 阻害薬）を契機とする爆発的な CysLTs 産生といわれている[11]（図 2-b）．CysLTs の産生刺激が ILC2 を活性化させ，IL-4，IL-5，IL-13 を誘導し 2 型炎症の機能亢進を引き起こすことが推察される．AERD や NERD と好酸球性副鼻腔炎の関連は長く不明な点が多かったが，ILC2 とアラキドン酸代謝物との関連が見出され，徐々にその病態もあきらかになりつつある．

2 型炎症の疾患

2 型炎症が原因である免疫アレルギー疾患は数多く存在する．上気道 2 型炎症である好酸球性副鼻腔炎，下気道 2 型炎症である気管支喘息，皮膚 2 型炎症であるアトピー性皮膚炎，血管や神経の 2 型炎症である好酸球性多発血管炎性肉芽腫症（eosinophilic granulomatosis with polyangiitis：EGPA）が主な疾患である．それらは互いにオーバーラップすることが知られており，免疫学的観点から考えると 2 型炎症の疾患群と捉えることもできる．これら 2 型炎症疾患を診察するうえで，上気道や下気道の一つの臓器のみに 2 型炎症を発症していたとしても，好酸球性副鼻腔炎患者がその後，神経炎などを生じる可能性や気管支喘息患者が嗅覚障害を引き起こす可能性など，2 型炎症疾患群は互いに合併しあうと認識しておくことが重要である．さらに，前述のように AERD や NERD は 2 型炎症と密接に関係する．そのため，たとえ AERD や NERD の既往がなくても 2 型炎症疾患群では，NSAIDs による気道炎症発作を引き起こ

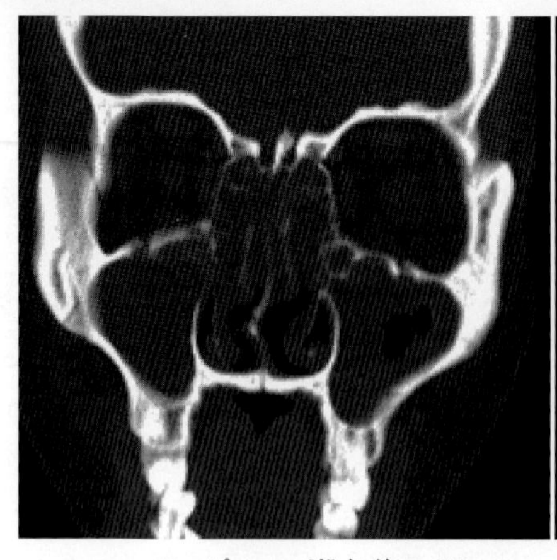

a．デュピルマブ投与前のCT

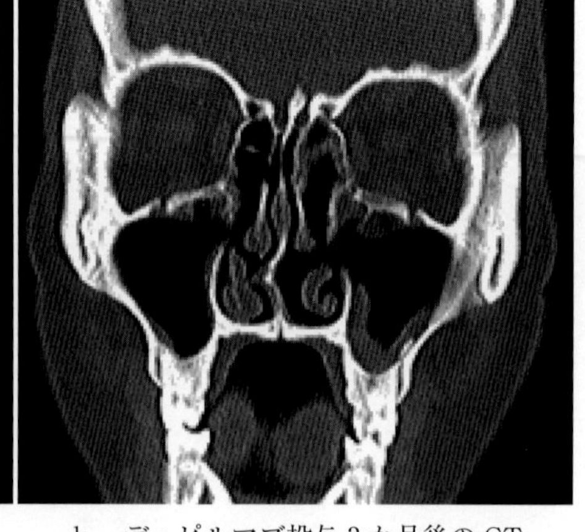

b．デュピルマブ投与3か月後のCT

図 3． デュピルマブの投与前と投与3か月後のCT

24歳，女性．好酸球性副鼻腔炎の診断で全身麻酔下手術を施行するも，施行後2か月で再発がみられたため，デュピルマブによる治療を開始した．デュピルマブ投与後速やかに鼻茸縮小がみられ，鼻閉，嗅覚障害の改善がみられた．デュピルマブ投与3か月後のCTで副鼻腔軟部陰影の改善がみられる

す可能性を潜在的に抱えていることに注意する必要がある．腫瘍領域では tumor agnostic treatment（臓器横断的治療）という臓器や組織型にとらわれず，腫瘍の遺伝子データから分類し治療法を決定していく手法が始まっている[12]．好酸球性副鼻腔炎，気管支喘息，EGPAなどの分類は各領域の臓器別による分類である．呼吸器内科，膠原病内科，耳鼻咽喉科など，臓器別にみる診方を変え，遺伝子やタンパク質といった生体分子による病態メカニズムから疾患を捉えることで，疾患の診方が変わる可能性もある．

生物学的製剤の作用機序

免疫アレルギー疾患の治療は免疫全体を抑制するステロイド治療が中心であったが，近年は特定の標的分子を阻害する生物学的製剤が注目されている．生物学的製剤は，バイオテクノロジー（遺伝子組換え技術や細胞培養技術）を用いて製造された薬剤でバイオ製剤とも呼ばれる．主に自己免疫疾患で使用され始めたが，2型炎症疾患にも徐々に使用され始めている．現在，2型炎症疾患に対し使用されている生物学的製剤は抗IgE抗体（オマリズマブ），抗IL-5抗体（メポリズマブ），抗IL-5受容体抗体（ベンラリズマブ），抗IL-4/13受容体抗体（デュピルマブ），抗TSLP抗体（テゼペルマブ）があり，2型炎症を担う各ポイントの分子を特異的に阻害する．ECRS，CRSsNP/eCRSに対してはデュピルマブのみが保険適用となっている．好酸球性副鼻腔炎に対してデュピルマブは非常に良好な効果を示しており，投与により速やかに鼻茸縮小や嗅覚の改善がみられる[13]（図3）．実臨床においても難治性の症例において良好な治療成績が報告されている[14]．新たな治療方法である一方で，症例による生物学的製剤の選択基準，長期投与による人体への影響，投与期間，重複投与の効果など，未知な点も多い．また，高価な薬剤であるため医療界全体での適正な使用を行うためのガイドラインの策定も必要となる．これら生物学的製剤の臨床現場における問題点や疑問点を基に，リバーストランスレーショナルリサーチが進むことで病態のさらなる解明や新規薬剤開発に結びつけられることを期待する．

終わりに

感染性副鼻腔炎が主であった副鼻腔炎において，病態の異なる副鼻腔炎の増加という変容がみられてきている．少しずつ解明される好酸球性副鼻腔炎の病態とともにその治療戦略も変わりつつある．好酸球性副鼻腔炎は副鼻腔構造に異常があるわけではなく，人体の免疫機能に異常を生じている疾患である．現在の手術中心の治療から抗体治療のさらなる拡大の検討も必要と考える．これまでの生物学的製剤の良好な効果から，嗅裂のみの粘膜浮腫により気道性嗅覚障害が生じている軽症症例において嗅覚障害の改善が期待できる可能性，中等症症例において手術を回避できる可能性，重症症例において術前投与により手術副損傷のリスクを下げる可能性などがある．好酸球性副鼻腔炎のさらなる病態解明，生物学的製剤の効果・安全性の臨床研究を通して，好酸球性副鼻腔炎の患者がより安心で安全な治療を受けられるようになっていくことを期待したい．

参考文献

1）春名眞一，鴻　信義，柳　清ほか：好酸球性副鼻腔炎．耳展，**44**：195-201，2001．

2）Tokunaga T, Sakashita M, Haruna T, et al：Novel scoring system and algorithm for classifying chronic rhinosinusitis：the JESREC Study. Allergy, **70**：995-1003, 2015.

3）藤枝重治，坂下雅文，徳永貴広ほか：好酸球性副鼻腔炎　診断ガイドライン（JESREC study）．日耳鼻会報，**118**：728-735，2015．

4）Fokkens WJ, Lund VJ, Hopkins C, et al：European Position Paper on Rhinosinusitis and Nasal Polyps 2020. Rhinology, **58**(Suppl S29)：1-464, 2020.

5）Kato A, Schleimer RP, Bleier BS：Mechanisms and pathogenesis of chronic rhinosinusitis. J Allergy Clin Immunol, **149**：1491-1503, 2022.

6）神前英明：自然免疫と獲得免疫による2型炎症の関与．耳喉頭頸，**93**：8-12，2021．

7）Kato A：Immunopathology of chronic rhinosinusitis. Allergol Int, **64**：121-130, 2015.

8）Takabayashi T, Schleimer RP：Formation of nasal polyps：The roles of innate type 2 inflammation and deposition of fibrin. J Allergy Clin Immunol, **145**：740-750, 2020.

9）Xue L, Salimi M, Panse I, et al：Prostaglandin D2 activates group 2 innate lymphoid cells through chemoattractant receptor-homologous molecule expressed on TH2 cells. J Allergy Clin Immunol, **133**：1184-1194, 2014.

10）Salimi M, 1, Stöger L, Liu W, et al：Cysteinyl leukotriene E_4 activates human group 2 innate lymphoid cells and enhances the effect of prostaglandin D_2 and epithelial cytokines. J Allergy Clin Immunol, **140**：1090-1100, 2017.

11）一般社団法人日本アレルギー学会：アレルギー総合ガイドライン2022．協和企画，2022．

12）公益社団法人日本臨床腫瘍学会，一般社団法人日本癌治療学会，一般社団法人日本小児血液・がん学会（編）：成人・小児進行固形がんにおける臓器横断的ゲノム診療のガイドライン第3版．金原出版，2020．

13）Bachert C, Han JK, Desrosiers M, et al：Efficacy and safety of dupilumab in patients with severe chronic rhinosinusitis with nasal polyps (LIBERTY NP SINUS-24 and LIBERTY NP SINUS-52)：results from two multicentre, randomised, double-blind, placebo-controlled, parallel-group phase 3 trials. Lanset, **394**：1638-1650, 2019.

14）松山敏之，髙橋秀行，多田紘恵ほか：好酸球性副鼻腔炎に対するdupilumabの臨床効果．日耳鼻会報，**124**：884-889，2021．

Summary　デュピルマブは好酸球性副鼻腔炎の臨床所見を投与8週で有意に改善させる．血中好酸球比率と臨床スコア変化量に相関はなく，血中好酸球数はデュピルマブ治療効果判定のバイオマーカーにはならない．

MB ENT, 292：33-39, 2024

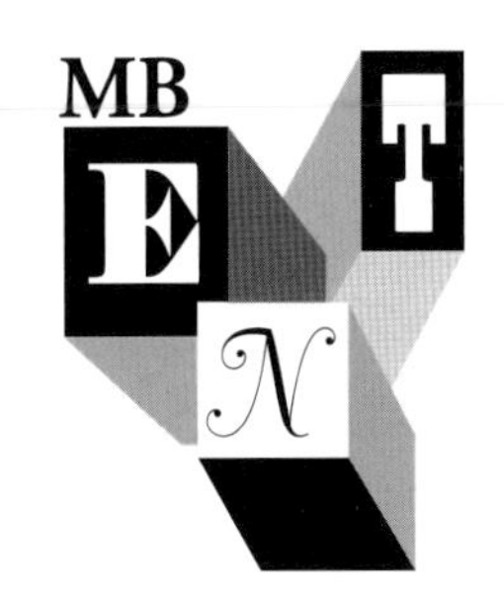

◆特集・知っておくべきアレルギー・免疫の知識

扁桃病巣疾患

高原　幹*

Abstract　扁桃病巣疾患とは「扁桃が原病巣となり，扁桃から離れた臓器に反応性の器質的または機能的障害を引き起こす疾患」と定義され，扁桃摘出術がその症状や所見の改善に有効である疾患群を呼ぶ．その代表的疾患として掌蹠膿疱症，IgA 腎症があり，発症機序における扁桃のかかわりが免疫学的解析により明らかとなってきている．両疾患ともに扁桃における常在菌，あるいは細菌 DNA に対する過剰免疫応答が根本にあり，産生された自己抗体，異常抗体やホーミング受容体を発現する T 細胞が病巣の皮膚や腎糸球体に遊走し，疾患を惹起する可能性が示唆される．このことから，我々は本疾患群を扁桃を原因とした自己免疫・炎症疾患症候群(tonsil induced autoimmune/inflammatory syndrome：TIAS)として捉えている．本稿ではその詳細について記載する．

Key words　扁桃病巣疾患(tonsillar focal disease)，自己免疫・炎症疾患症候群(tonsil induced autoimmune/inflammatory syndrome：TIAS)，掌蹠膿疱症(palmoplantar pustulosis)，IgA 腎症(IgA nephropathy)

扁桃病巣疾患とは

扁桃病巣疾患とは「扁桃が原病巣となり，扁桃から離れた臓器に反応性の器質的または機能的障害を引き起こす疾患」と定義され，扁桃摘出術がその症状や所見の改善に有効である疾患群を呼ぶ．その代表的疾患として掌蹠膿疱症，IgA 腎症，胸肋鎖骨過形成症が知られている．その病態は不明であったが，我々をはじめとした近年の基礎研究の進歩により，扁桃における常在菌に対する免疫寛容の破綻が起点となって生じることがわかってきた．したがって，我々は本疾患群を扁桃を原因とした自己免疫・炎症疾患症候群(tonsil induced autoimmune/inflammatory syndrome：TIAS)として捉え，提唱している[1)2)]．本稿では，TIAS の発症機序を掌蹠膿疱症と IgA 腎症に分けて記載する．

TIAS の観点からみた掌蹠膿疱症の発症機序

1．掌蹠膿疱症とは

掌蹠膿疱症は主として手掌および足蹠に限局して増悪，緩解を繰り返す無菌性小膿疱を生じ，次いで発赤と角化性局面をきたす難治性の慢性皮膚疾患である．中年齢層の女性に好発し，喫煙者に多いとされる．皮膚科領域の治療ではステロイド軟膏，エトレチナート内服，紫外線療法など様々な治療が試みられているが，慢性の経過をたどり難治性になることも多い．掌蹠膿疱症に対する扁桃摘出術の有効性は，1934 年，米国の皮膚科医である Andrews ら[3)]が 3 例報告したのが最初である．本邦では，1965 年斉藤ら[4)]が 5 例を報告して以来，極めて高い有効性が多数報告されている．

2．α レンサ球菌に対する免疫寛容の破綻

扁桃には常在菌が存在し，それに過剰に反応しないように，粘膜免疫において免疫寛容機構が働

* Takahara Miki，〒 078-8510 北海道旭川市緑が丘東 2 条 1-1-1　旭川医科大学頭頸部癌先端的診断・治療学講座，特任准教授

いている．しかし，掌蹠膿疱症患者の扁桃リンパ球の培養上清中や患者血清中にはαレンサ球菌に対する抗体価が高値を示す[5)6)]．αレンサ球菌抗原存在下で掌蹠膿疱症患者の扁桃リンパ球を培養すると活性化反応がみられ，TNF-α，IFN-γおよびIL-6の産生が亢進する[7)]．これらのことから，掌蹠膿疱症患者の扁桃リンパ球は免疫寛容機構が破綻し，常在細菌であるαレンサ球菌に対し過剰に免疫応答を行っていると考えられる．

3．掌蹠膿疱症における扁桃リンパ球の活性化

この過剰免疫応答によって扁桃リンパ球は活性化状態となっている．掌蹠膿疱症患者の扁桃リンパ球はマイトジェンの非存在下でも^{3}H－チミジンの取り込みが高い[8)]．また，我々の検討では，掌蹠膿疱症患者の扁桃ではT細胞領域の拡大を認め[9)]，Tリンパ球上の活性化抗原CD25，HLA class Ⅱの発現が高かった[9)10)]．したがって，掌蹠膿疱症患者の扁桃Tリンパ球は活性化状態にあると考えられる．さらに我々は，掌蹠膿疱症の扁桃T細胞における副刺激分子の発現を解析したところ，T細胞の活性化を亢進させるβ1インテグリン発現の上昇，抑制させるCTLA-4発現の低下を発見した[9)11)]．また，TGF-βは免疫制御に働くサイトカインであるが，その細胞内シグナル伝達を抑制するSmad7の過剰発現が認められ，それによるTGF-βの機能不全が示唆された[9)]．Sakiyamaら[12)]は掌蹠膿疱症扁桃のT細胞ではCD28ファミリーの一つであるICOSの発現が亢進していることを報告している．したがって，掌蹠膿疱症の扁桃T細胞活性化の機序にCTLA-4，β1インテグリン，ICOSなどの副刺激分子の発現異常やSmad7の過剰発現が関与していると考えられる．

4．掌蹠膿疱症における扁桃リンパ球からの抗体産生

また，同様にB細胞も活性化し，自己抗体が産生される．レンサ球菌と皮膚の共通抗原としてケラチンや熱ショック蛋白(heat shock protein：HSP)が候補となる．ケラチンは角層を構成する蛋白であるが，抗ケラチン抗体が患者血清にて高値を示し，扁桃摘出後下降すること[13)]，扁桃と末梢血の単核球にて抗ケラチン抗体産生細胞の増加が認められ，末梢血での産生細胞数が術後皮疹改善度と相関があること[14)]が報告されている．熱ショック蛋白はストレス環境下で産生される蛋白であるが，その中でもHSP65はその血清抗体価が特に病巣性が疑われる掌蹠膿疱症群で高いこと[15)]，また掌蹠膿疱症皮膚と扁桃リンパ球を移植したSCIDマウスにて血清ヒト抗HSP65-IgG抗体価が高い傾向にあることが報告されている[16)]．

5．扁桃T細胞の掌蹠皮膚へのホーミング

掌蹠膿疱症の扁桃リンパ球が病巣掌蹠皮膚に遊走する事実は前述したSCIDマウスモデルにて証明されている[16)17)]．一般に細胞が特定の部位において血管外に遊走するためには，① 細胞の血管内皮上でのローリング，② 内皮への強固な接着，③ 血管外遊走という3つの段階が必要である．我々[11)18)19)]は，掌蹠皮膚血管でのローリングに関与する皮膚リンパ球抗原(cutaneous lymphocyte antigen：CLA)，接着に関与するβ1インテグリン，血管外遊走に関与するケモカインレセプターCCR6に着目した．その結果，掌蹠膿疱症の扁桃および末梢血T細胞ではCLA，β1インテグリン，CCR6の発現が亢進していることを見出した．扁桃T細胞上の発現はαレンサ球菌菌体抗原刺激にて疾患特異的に亢進が認められ，末梢血T細胞上のCLA，β1インテグリン，CCR6陽性T細胞は扁桃摘出後に有意に低下を認めた．また，掌蹠膿疱症の病巣皮膚ではそれらの陽性T細胞が多数浸潤しており，表皮下の血管内皮にはCLAリガンドであるE-セレクチン，β1インテグリンリガンドであるVCAM-1，病巣皮膚の有棘層にCCR6リガンドであるCCL20の発現が増強していることが確認された．扁桃における常在菌に対する過剰免疫応答(免疫寛容の破綻)がCLA，β1インテグリン，CCR6の発現を亢進させ，扁桃T細胞が血液循環を介して病巣である掌蹠皮膚にホーミングしている可能性が示唆される．

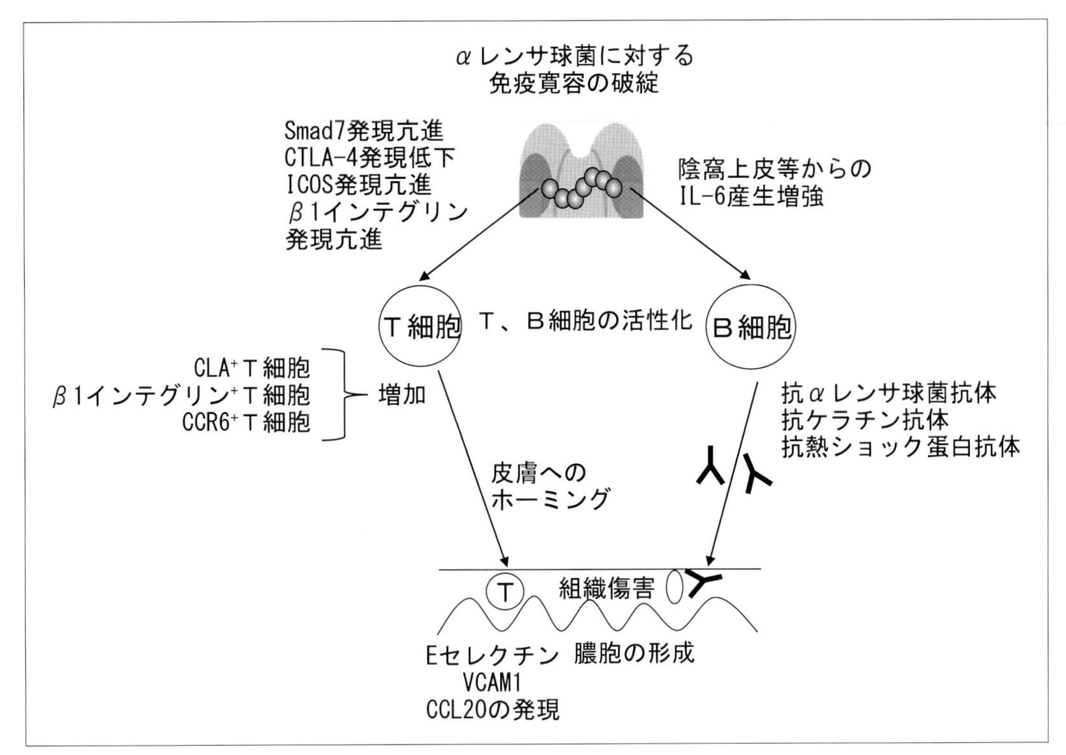

図 1. TIASとして捉えた掌蹠膿疱症の発症機序
（文献20より転載）

6．TIASとして捉えた掌蹠膿疱症の発症機序

前述した結果より，掌蹠膿疱症患者では扁桃常在菌に対する免疫寛容機構が破綻しているために，扁桃常在菌に対して過剰免疫応答する．その結果，扁桃B細胞の活性化により，皮膚に共通抗原性のある自己抗体が産生され，T細胞の活性化により，皮膚ホーミング受容体が発現亢進し，掌蹠皮膚へ遊走すると考えられる(図1[20])．

TIASの観点からみたIgA腎症の発症機序

1．IgA腎症とは

IgA腎症は，1968年にBerger[21]が，腎糸球体メサンギウム領域にIgAを主体とした免疫グロブリンの沈着を認める原発性糸球体腎炎の一群を報告したのが最初で，慢性糸球体腎炎の中でもっとも頻度の高い疾患である．当初は予後良好な腎疾患とされていたが，長期的検討により腎生検20年後の予後として約40%が腎不全に陥る予後不良な疾患であることが明らかになっている[22]．急性扁桃炎を含む上気道炎によりIgA腎症が発症することや尿所見が悪化することが以前から知られており，耳鼻咽喉科ではIgA腎症は扁桃病巣疾患の代表的疾患として認識されていた．現在では腎臓内科・小児科の分野においてもIgA腎症に対する治療法の一つとして扁桃摘出術(＋ステロイドパルス療法)が認められている[23]．

2．パラインフルエンザ菌に対する免疫寛容の破綻

掌蹠膿疱症と同様，IgA腎症の扁桃においても常在菌に対する免疫寛容機構が障害されていることが示唆される．Suzukiらは IgA腎症扁桃の細菌培養にて高率に常在細菌であるパラインフルエンザ菌(*H. parainfluenzae*：HP)が検出され，その血清にて特異的IgA抗体が上昇し，腎組織において細菌抗原が存在することを証明した[24]．また，Fujiedaらは，IgA腎症扁桃リンパ球へのHP刺激により，特異的IgA産生が亢進することを報告した[25]．このことからIgA腎症扁桃リンパ球は常在菌であるHPに対して過剰反応を示すと考えられる．

3．病巣扁桃における抗体産生

IgA腎症例において，扁桃リンパ球のpolymeric IgA の過剰産生[26]が認められ，扁桃摘出後に有意な血清 IgA 値の低下[27]を認めることから，扁桃由来の IgA が病態に関与している可能性がある．我々は，Toll-like Receptor(TLR)-9 のリガンドである細菌由来 DNA に含まれる CpG-oligodeoxynucleotide(ODN)がB cell activating factor belonging to the TNF family(BAFF)や A proliferation-inducing ligand(APRIL)を介して IgA 腎症扁桃リンパ球からのIgA 産生亢進を促していることを報告した[28][29]．実際，CpG-ODN の経鼻投与により IgA 腎症モデルマウスの血清 IgA，腎糸球体の IgA 沈着が増加し，腎炎の増悪が認められること[30]，扁桃での TLR-9 発現が扁摘ステロイドパルス療法の治療効果と相関関係にあること[31]も報告されている．したがって，扁桃での TLR-9 を中心とした自然免疫が IgA 腎症の病因に関与している可能性が示唆される．

また，IgA 腎症では循環 IgA の質的異常も報告されており，IgA 腎症患者の血中および糸球体に沈着する IgA1 には糖鎖不全 IgA1 が増加していることが知られている[32][33]．最近になり糖鎖不全の一因となる糖修飾酵素の発現低下が IgA 腎症扁桃において認められたとの報告があり[34]，その発生母地が扁桃である可能性がある．前述した BAFF や APRIL は糖鎖不全 IgA の産生を亢進させることが報告されており[35][36]，IgA 腎症扁桃での CpG-ODN による BAFF，APRIL の過剰産生が IgA の量的異常および質的異常に関与している可能性がある．

4．病巣扁桃における T 細胞の関与

IgA 腎症患者の扁桃リンパ球において活性化マーカーを発現する HLA class Ⅱ陽性，CD29 陽性 T 細胞を多く認める[37]．T 細胞の過剰な活性化は自己免疫反応を惹起する可能性があり，扁桃病巣疾患の病態に関与している可能性が示唆される．

近年，IgA 腎症の病態に関して，尿細管間質への T 細胞の浸潤も腎炎の発症，進行に関与していることが明らかになっている[38]．IgA 腎症での腎浸潤 T 細胞は 20 種ある T cell receptor(TCR)Vβ レパトア内で Vβ6，8 の発現が高いことが報告されている[39]．興味深いことに，IgA 腎症扁桃 T 細胞でのレパトア解析においても Vβ6 陽性 T 細胞が多く，パラインフルエンザ菌体抗原で刺激したところ，TCR Vβ6 陽性 T 細胞の頻度が増加した．さらに，末梢血 T 細胞の TCR Vβ6 発現を検討したところ，IgA 腎症群は習慣性扁桃炎群に比較して増加しており，扁桃摘出術によって発現が低下した．上記の結果より，HP によって選択増殖した TCR Vβ6 陽性扁桃 T 細胞が，体循環を経て腎臓に遊走する可能性が示唆された[40]．その後，腎臓に浸潤する T 細胞に表出する種々のケモカイン受容体の一つとして CX3CR1 が報告された[41]．CX3CR1 は IgA 腎症患者末梢血中の CD8 陽性 T 細胞上に強発現し，血尿の程度と相関し，リガンドであるフラクタルカインは腎糸球体に発現している[42]．本受容体は IgA 腎症扁桃での CD8 陽性 T 細胞上においても発現が亢進し，その発現亢進は CpG-ODN 刺激にて疾患特異的により顕著となった．また，末梢血陽性細胞が術後低下を認め，扁桃由来の陽性 T 細胞が病巣糸球体に遊走している可能性が示唆された[43]．

5．TIAS として捉えた IgA 腎症の発症機序

扁桃常在菌である HP，あるいは細菌由来 DNA (CpG-ODN)に対して免疫寛容の破綻が起きている IgA 腎症患者の扁桃リンパ球では，これらの菌に対して過剰な免疫応答をし，活性化する．それによりそれらと共通抗原性をもった糖鎖不全などの異常抗体が産生される．また，上記細菌により活性化を受けた T 細胞がホーミング受容体を発現し，腎糸球体に遊走し組織障害をもたらすと考えられる(図 2[20])．

終わりに

TIAS の代表的疾患である掌蹠膿疱症と IgA 腎症に関して，扁桃を中心とした発症機序の仮説について記載した．このような基礎的エビデンスの積み上げは，本疾患概念をより一般化するために必須であると考える．今後も研究面と臨床面両方

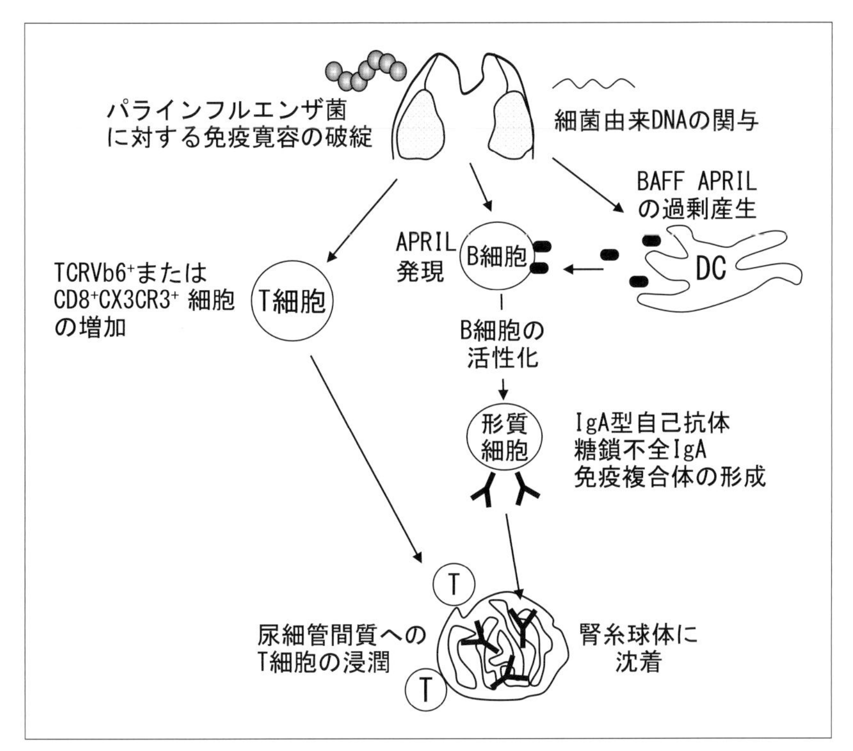

図 2. TIAS として捉えた IgA 腎症の発症機序
（文献 20 より転載）

からさらなる検討を進め，本疾患概念を浸透させていきたいと考えている．

引用文献

1）Harabuchi Y, Takahara M：Pathogenic role of palatine tonsils in palmoplantar pustulosis：A review. J Dermatol, **46**(11)：931–939, 2019.
Summary 扁桃を中心とした掌蹠膿疱症の発症機序に関して，当科の研究成果を元に解説した．

2）Harabuchi Y, Takahara M：Recent advances in the immunological understanding of association between tonsil and immunoglobulin A nephropathy as a tonsil-induced autoimmune/inflammatory syndrome. Immun Inflamm Dis, **7**(2)：86–93, 2019.
Summary 扁桃を中心とした IgA 腎症の発症機序に関して，当科の研究成果を元に解説した．

3）Andrews G, Birkman F, Kelly R：Recalcitrant pustular eruptions of the palm and soles. Arch Dermatol Syph, **29**：548–563, 1934.

4）斉藤英雄，冨田　寛，吉川昌三ほか：扁桃と皮膚疾患．日扁桃誌, **5**：94 96, 1965.

5）久々湊　靖，志藤文明：掌蹠膿疱症患者扁桃リンパ球のレンサ球菌に対する免疫応答に関する研究．日耳鼻会報, **93**(6)：949–961, 1990.

6）村形寿郎，原渕保明：掌蹠膿疱症患者における α レンサ球菌に対する血清抗体の解析．日耳鼻会報, **102**(2)：226–235, 1999.

7）Murakata H, Harabuchi Y, Kataura A：Increased interleukin-6, interferon-gamma and tumour necrosis factor-alpha production by tonsillar mononuclear cells stimulated with alpha-streptococci in patients with pustulosis palmaris et plantaris. Acta Otolaryngol, **119**(3)：384–391, 1999.

8）Yamanaka N, Kobayashi K, Himi T, et al：Spontaneous DNA synthesis in tonsillar lymphocytes and its clinical implications. Acta Otolaryngol(Stockh), **96**：181–187, 1983.

9）Takahara M, Kishibe K, Nozawa H, et al：Increase of activated T-cells and up-regulation of Smad7 without elevation of TGF-beta expression in tonsils from patients with pustulosis palmaris et plantaris. Clin Immunol, **115**(2)：192–199, 2005.

10）上田征吾，高原　幹，原渕保明：PROGRESS：掌蹠膿疱症診療と研究の最新動向・トピックス扁桃摘出をめぐる現況．PPP フロンティア, **1**：

34-39, 2016.
11) Ueda S, Takahara M, Tohtani T, et al：Up-regulation of beta1 integrin on tonsillar T cells and its induction by in vitro stimulation with alpha-streptococci in patients with pustulosis Palmaris et Plantaris. J Clin Immunol, **30**(6)：861-871, 2010.
12) Sakiyama H, Kobayashi S, Dianzani U, et al：Possible involvement of T cell co-stimulation in pustulosis palmaris et plantaris via the induction of inducible co-stimulator in chronic focal infections. J Dermatol Sci, **50**(3)：197-207, 2008.
13) Yamanaka N, Shido F, Kataura A：Tonsillectomy-induced changes in anti-keratin antibodies in patients with pustulosis palmaris et plantaris：a clinical correlation. Arch Otorhinolaryngol, **246**(2)：109-112, 1989.
14) Tanimoto Y, Fukuyama S, Tanaka N, et al：Presence of keratin-specific antibody-forming cells in palatine tonsils of patients with pustulosis palmaris et plantaris(PPP)and its correlation with prognosis after tonsillectomy. Acta Otolaryngol, **134**(1)：79-87, 2014.
15) Izaki S, Goto Y, Kaburagi Y, et al：Antibody production to heat shock proteins with Mr 65 kD(HSP65)in cutaneous inflammation：a possible relation to focal infection. Acta Otolaryngol Suppl, **523**：197-200, 1996.
16) Hayashi M, Fujihara K, Beder LB, et al：Pathogenic role of tonsillar lymphocytes in associated with HSP60/65 in Pustulosis palmaris et plantaris. Auris Nasus Larynx, **36**(5)：578-585, 2009.
17) Yamanaka N, Yamamoto Y, Kuki K：Engraftment of tonsillar mononuclear cells in human skin/SCID mouse chimera--validation of a novel xenogeneic transplantation model for autoimmune diseases. Microbiol Immunol, **45**(7)：507-514, 2001.
18) Nozawa H, Kishibe K, Takahara M, et al：Expression of cutaneous lymphocyte-associated antigen(CLA)in tonsillar T-cells and its induction by in vitro stimulation with alpha-streptococci in patients with pustulosis palmaris et plantaris(PPP). Clin Immunol, **116**(1)：42-53, 2005.
19) Yoshizaki T, Bandoh N, Ueda S, et al：Up-regulation of CC chemokine receptor 6 on tonsillar T cells and its induction by in vitro stimulation with alpha-streptococci in patients with pustulosis palmaris et plantaris. Clin Exp Immunol, **157**(1)：71-82, 2009.
20) 扁桃病巣疾患診療の手引き作成委員会：病因・病態生理．日本口腔・咽頭科学会(編)：8-13, 扁桃病巣疾患診療の手引き 2023．協和企画, 2023.
Summary 日本口腔・咽頭学会が主体となり扁桃病巣疾患における発症機序，診断，各病巣疾患における治療成績についてまとめ，診療の手引きとして発刊した．
21) Berger J：IgA glomerular deposits in renal disease. Transplant Proc, **1**(4)：939-944, 1969.
22) Chauveau D, Droz D：Follow-up evaluation of the first patients with IgA nephropathy described at Necker Hospital. Contrib Nephrol, **104**：1-5, 1993.
23) Hotta O, Miyazaki M, Furuta T, et al：Tonsillectomy and steroid pulse therapy significantly impact on clinical remission in patients with IgA nephropathy. Am J Kidney Dis, **38**(4)：736-743, 2001.
24) Suzuki S, Nakatomi Y, Sato H, et al：Haemophilus parainfluenzae antigen and antibody in renal biopsy samples and serum of patients with IgA nephropathy. Lancet, **343**(8888)：12-16, 1994.
25) Fujieda S, Suzuki S, Sunaga H, et al：Induction of IgA against Haemophilus parainfluenzae antigens in tonsillar mononuclear cells from patients with IgA nephropathy. Clin Immunol, **95**(3)：235-243, 2000.
26) Egido J, Blasco R, Lozano L, et al：Immunological abnormalities in the tonsils of patients with IgA nephropathy：inversion in the ratio of IgA：IgG bearing lymphocytes and increased polymeric IgA synthesis. Clin Exp Immunol, **57**(1)：101-106, 1984.
27) Tamura S, Masuda Y, Inokuchi I, et al：Effect of and indication for tonsillectomy in IgA nephropathy. Acta Otolaryngol Suppl, **508**：23-28, 1993.
28) Goto T, Bandoh N, Yoshizaki T, et al：Increase in B-cell-activation factor(BAFF)and IFN-

gamma productions by tonsillar mononuclear cells stimulated with deoxycytidyl-deoxyguanosine oligodeoxynucleotides(CpG-ODN) in patients with IgA nephropathy. Clin Immunol, **126**(3) : 260-269, 2008.

29) Takahara M, Nagato T, Nozaki Y, et al : A proliferation-inducing ligand(APRIL)induced hyper-production of IgA from tonsillar mononuclear cells in patients with IgA nephropathy. Cell Immunol, **341** : 103925, 2019.

30) Suzuki H, Suzuki Y, Narita I, et al : Toll-like receptor 9 affects severity of IgA nephropathy. J Am Soc Nephrol, **19**(12) : 2384-2395, 2008.

31) Sato D, Suzuki Y, Kano T, et al : Tonsillar TLR9 expression and efficacy of tonsillectomy with steroid pulse therapy in IgA nephropathy patients. Nephrol Dial Transplant, **27**(3) : 1090-1097, 2012.

32) Moldoveanu Z, Wyatt RJ, Lee JY, et al : Patients with IgA nephropathy have increased serum galactose-deficient IgA1 levels. Kidney Int, **71**(11) : 1148-1154, 2007.

33) Suzuki H, Yasutake J, Makita Y, et al : IgA nephropathy and IgA vasculitis with nephritis have a shared feature involving galactose-deficient IgA1-oriented pathogenesis. Kidney Int, **93**(3) : 700-705, 2018.

34) Inoue T, Sugiyama H, Hiki Y, et al : Differential expression of glycogenes in tonsillar B lymphocytes in association with proteinuria and renal dysfunction in IgA nephropathy. Clin Immunol, **136**(3) : 447-455, 2010.

35) Marquina R, Diez MA, Lopez-Hoyos M, et al : Inhibition of B cell death causes the development of an IgA nephropathy in(New Zealand white × C57BL/6) F_1-bcl-2 transgenic mice. J Immunol, **172**(11) : 7177-7185, 2004.

36) Makita Y, Suzuki H, Kano T, et al : TLR9 activation induces aberrant IgA glycosylation via APRIL- and IL-6-mediated pathways in IgA nephropathy. Kidney Int, **97**(2) : 340-349, 2020.

37) 高原　幹：IgA 腎症の病態における扁桃 T 細胞の役割. 口咽科, **27**(1) : 25-28, 2014.

38) Segerer S, Banas B, Wornle M, et al : CXCR3 is involved in tubulointerstitial injury in human glomerulonephritis. Am J Pathol, **164**(2) : 635-649, 2004.

39) Wu H, Zhang GY, Clarkson AR, et al : Conserved T-cell receptor beta chain CDR3 sequences in IgA nephropathy biopsies. Kidney Int, **55**(1) : 109-119, 1999.

40) Nozawa H, Takahara M, Yoshizaki T, et al : Selective expansion of T cell receptor(TCR)V beta 6 in tonsillar and peripheral blood T cells and its induction by in vitro stimulation with Haemophilus parainfluenzae in patients with IgA nephropathy. Clin Exp Immunol, **151**(1) : 25-33, 2008.

41) Segerer S, Hughes E, Hudkins KL, et al : Expression of the fractalkine receptor (CX3CR1)in human kidney diseases. Kidney Int, **62**(2) : 488-495, 2002.

42) Cox SN, Sallustio F, Serino G, et al : Activated innate immunity and the involvement of CX3CR1-fractalkine in promoting hematuria in patients with IgA nephropathy. Kidney Int, **82**(5) : 548-560, 2012.

43) Otaka R, Takahara M, Ueda S, et al : Up-regulation of CX3CR1 on tonsillar CD8-positive cells in patients with IgA nephropathy. Hum Immunol, **78**(4) : 375-383, 2017.

難聴・耳鳴の診療に関わる医師そして若手研究者のための必携書

◆原　晃（筑波大学副学長・理事・附属病院長）

この度,《プラクティス耳鼻咽喉科の臨床》シリーズ（総編集：大森孝一先生）第5巻『難聴・耳鳴ハンドブック』（専門編集：佐藤宏昭先生）が刊行されました.

本書は難聴・耳鳴の領域を広くカバーし，実に73名の各領域のトップランナーが充実した内容を執筆されています．ざっと表題を追ってみても，先天性難聴，内耳・中耳奇形，先天性感染，後天性難聴，中枢性難聴の診断・検査の進め方，伝音難聴，急性感音難聴，外傷性難聴，慢性感音難聴，聴覚リハビリテーション，聴覚求進路障害，後迷路性難聴，耳鳴の診断と治療などが掲げられています．また，それぞれの疾患への診断・治療のエビデンスレベルも記載されており，ガイドラインとしても十分耐えうる内容と思料されます．さらには，advice として鼓膜の再生療法，迷路震盪症，身体障害者認定交付意見書作成に関する注意点および保険医療で扱われる範囲，難聴と認知症が解説されており，希少疾患・患者ながらも普段の診療で迷う事柄についても精緻に理解できるような構成になっており，まさに手元に置いておくことで極めて有用性が高いものと思われます．巻末には Appendix として急性感音難聴の診断基準と耳鳴の問診票と質問票が付されており，これも普段の診療において役立つこと請け合いです.

一方，Topics として，iPS 細胞創薬の現状，ワイドバンドティンパノグラム，新しい埋め込み型骨導補聴器，内耳上皮細胞を標的としたバイオ医薬品の開発，反復経頭蓋磁気刺激（rTMS）療法が掲載されております．これらは，これから聴覚基礎研究を志す若手の耳鼻咽喉科医にとってはまさに研究の糸口，入口を示唆されるのではないでしょうか．佐藤宏昭先生ならではの若手の基礎研究者への encourage になっているのではないでしょうか．そういう意味からも，本書はできるだけ若手の耳鼻咽喉科医が読まれることを強く推奨します．また，検査や手術手技に関する動画もみることができるようになっており，若手臨床家のオリエンテーション資材としても誠に優れた構成になっているものと思料します.

耳鼻咽喉科医，殊に若手の耳鼻咽喉科医はぜひともご一読を! そして，常に眼科に比して 10 年遅れているといわれる基礎研究者が一人でも多く出てこられることを衷心より願っております.

プラクティス耳鼻咽喉科の臨床
⑤難聴・耳鳴診療ハンドブック
<専門編集>**佐藤宏昭**（岩手医科大学名誉教授）

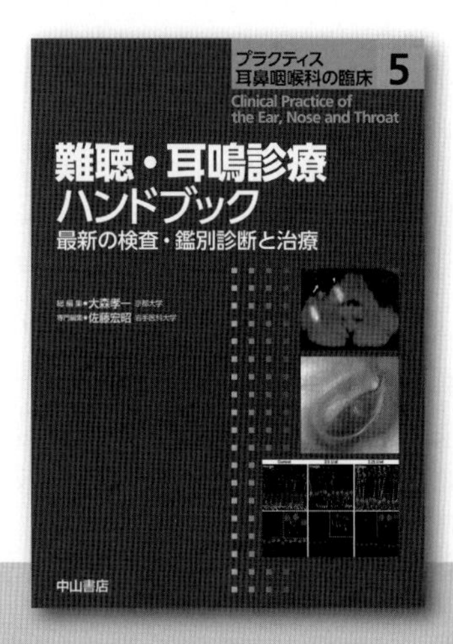

中山書店 B5 判 400 頁　2023 年 7 月発行
定価 14,300 円（本体 13,000 円+税）
ISBN 978-4-521-74957-0

MB ENT, 292：41-45, 2024

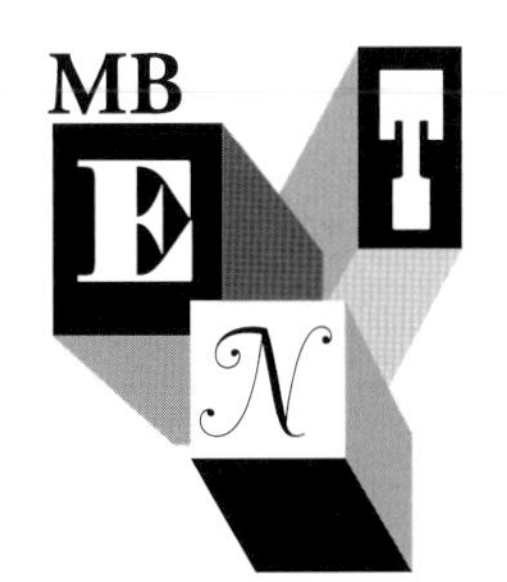

◆特集・知っておくべきアレルギー・免疫の知識

IgG4 関連疾患と免疫

高野賢一*

Abstract IgG4 関連疾患は高 IgG4 血症と罹患臓器への IgG4 陽性形質細胞の著明浸潤および線維化を特徴とする，全身性の慢性炎症性疾患である．獲得免疫系および自然免疫系における多彩な免疫異常が認められ，徐々に本疾患の病態が明らかになりつつある．自己抗体の存在する可能性，B 細胞による抗原提示や線維化への関与のみならず，濾胞性ヘルパー T 細胞，末梢ヘルパー T 細胞，$CD4^+$傷害性リンパ球，マクロファージなどの関与もわかってきた．

Key words IgG4，自己免疫性疾患(autoimmune disease)，B 細胞(B cell)，T 細胞(T cell)，濾胞性ヘルパー T 細胞(Tfh cell)，末梢ヘルパー T 細胞(Tph)

はじめに

IgG4 関連疾患(IgG4-RD)とは，高 IgG4 血症および腫大した罹患臓器への著明な IgG4 陽性形質細胞浸潤および線維化を特徴とする，全身性・慢性炎症性疾患である[1]．本疾患が提唱された頃は比較的稀な疾患ではないかと考えられていたが，臨床医の間でその認知度拡大に伴い各領域からの報告例も増加し，現在では我々耳鼻咽喉科医にも広く認知されている．これまでに診断，治療，予後に関しては多くの臨床的検討がなされ，概ね一定の方向性が見出されてきた．さらに不明な点が多かった病態・病因に関しても，近年徐々に知見が蓄積されつつある．本稿では IgG4-RD の病態における免疫の関与を中心に概説する．

IgG4 関連疾患の病態と免疫

IgG4-RD は慢性全身性疾患で，臓器選択性と罹患臓器における共通の病理学的所見(IgG4 陽性形質細胞浸潤，線維化，リンパ濾胞形成など)，そしてステロイドやリツキシマブが著効することなどから，自己免疫機序の関与が推測されている[1]．本疾患の病態形成仮説として 2 つに大別される．一つは自己抗原に対する自己免疫疾患とするもので，もう一つは自然免疫によって生じるとするものである．

1．自己抗体の可能性

疾患名の由来ともなっている IgG4 抗体であるが，健常人の血清中における IgG サブクラスの中では 4％程度ともっとも低い．IgG4 の Fc 領域は補体(C1q)や Fcγ 受容体への結合能が弱く，免疫活性化における役割は少ないと考えられている[2]．また，他の IgG は 2 つが重鎖ペアから成り重鎖内ジスルフィド結合を形成するが，IgG4 の場合はヒンジ領域の重鎖内ジスルフィド結合が弱いことから IgG4 抗体の半分は解離しやすく，二重特異性の IgG 分子(bispecific molecule)を形成する．これが IgG4 に特徴的である Fab-arm exchange[3]で，bispecific molecule は抗原架橋能や免疫複合体形成能などのエフェクター機能をもたないことからも，本疾患における IgG4 の直接的な病因性に関しては否定的な見方をされていた．しかし Shiokawa ら[4]は，IgG4-RD の患者由来 IgG をマウスに皮下投与したところ，患者罹患

* Takano Kenichi，〒060-8556 北海道札幌市中央区南 1 条西 17 丁目　札幌医科大学耳鼻咽喉科，教授

表 1. 報告されている主な自己抗原

報告者(年)	自己抗原	対象疾患	同定法	陽性率
Du(2015)	prohibitin	IgG4-RD	ヒト培養細胞溶解物と患者血清を用いた免疫沈降法	73%
Hubers(2018)	annexin A111	自己免疫性膵炎 硬化性胆管炎	ヒト培養細胞溶解物と患者血清を用いた免疫沈降法	14%(IgG1) 18%(IgG4)
Shiokawa(2018)	laminin-511	自己免疫性膵炎	患者 IgG1/G4 が組織基底膜に反応→患者血清で基底膜構成タンパクをスクリーニング	51%
Perugino(2019)	galectin-3	IgG4-RD	形質芽細胞由来モノクローナル抗体による immunoaffinity chromatography	28%(IgG4) 11%(IgE)

臓器と同じ膵臓と唾液腺に組織障害が認められ，健常者由来のIgGを投与した対照マウスではこれらの組織障害がみられなかったという興味深い報告をしている．すなわち，本疾患に罹患している患者の血中に病原性をもつ自己抗体の存在が示唆されたことになる．同グループはさらに解析を進め，患者のIgGが結合する抗原ラミニン511を同定している[5]．自己免疫性膵炎(AIP)では51%にこの抗原ラミニン511に対する自己抗体が認められた一方，IgG4関連涙腺・唾液腺炎(IgG4-DS)では認められていない．これまで複数の自己抗原候補(表1)が報告されている[5)~8)]が，いずれも決め手に欠け，後述する自然免疫系の関与も明らかであることから，現時点で自己抗体仮説のみで一元的に説明することは難しい．さらなる解析と検討が求められる．

2．B細胞とT細胞

罹患臓器への多数のIgG4陽性形質細胞浸潤，抗CD20モノクローナル抗体であるリツキシマブが治療に奏効することなどから，B細胞がIgG4-RDの病態形成に中心的役割を担っていることは明らかである．$CD19^{+}CD20^{-}CD27^{+}CD38^{+}$形質芽細胞がIgG4-RDの患者の血中において増加し，疾患活動性にも相関することから，バイオマーカーや治療反応性の指標にもなり得ることが報告されている[9]．こうした形質芽細胞は活性型B細胞と形質細胞の中間段階に位置し，オリゴクローナルで免疫グロブリン遺伝子に高度の体細胞超変異を認めることから，本疾患における共通抗原の存在が示唆される[9]．また，B細胞自身が線維化促進因子である血小板由来成長因子B(PDGF-B)を産生し，細胞外マトリックスのリモデリングを誘導し，本疾患に特徴的な組織線維化にも直接関与している可能性も報告されている[10]．

当初，本疾患においては2型ヘルパーT(Th2)細胞が注目され，Th2シフトによるTh2型炎症が病態の中心であると考えられていた．しかし，IgG4-DSの組織においてTh2細胞のマスター因子であるGATA3が必ずしも発現していない[11]ことなどから，現在ではTh2型炎症は本疾患の病因ではなく，修飾的な役割であると考えられている．Th1細胞やTh17細胞の関与も報告されているが，筆者らの検討[12]ではTh1細胞が産生するIFNγは血清中に検出されなかった．

濾胞性ヘルパーT(Tfh)細胞はCD4陽性ヘルパーT細胞のサブセットであるが，患者血清中や唾液腺病変局所においてTfh細胞の増加が報告され注目されている[13]．患者の末梢血中ではTfh2細胞の増加が血中IgG4値と形質芽細胞数に相関があり，これらTfh2細胞はナイーブB細胞の形質芽細胞への分化やIgG4産生を誘導すると考えられる．また，Tfh細胞から産生されるIL-21は本疾患の患者唾液腺組織において高発現し，IL-4やIL-10と共同でIgG4のクラススイッチや胚中心形成に関与するとも考えられている．筆者らはIgG4-DSの顎下腺組織に多く存在する活性化Tfh細胞($PD\text{-}1^{hi}ICOS^{hi}$)が，IL-10やCXCL13産生を介し，B細胞に対してIgG4抗体の産生を強力に誘導する機能をもっていることを見出している[13]（図1）．

近年，新たに同定されたCD4陽性サブセットである末梢ヘルパーT(Tph)細胞($PD1^{hi}CXCR5^{-}CD4^{+}$T細胞)も，本疾患の病態形成に関与している可能性がある．Tph細胞はCXCL13を産生し，

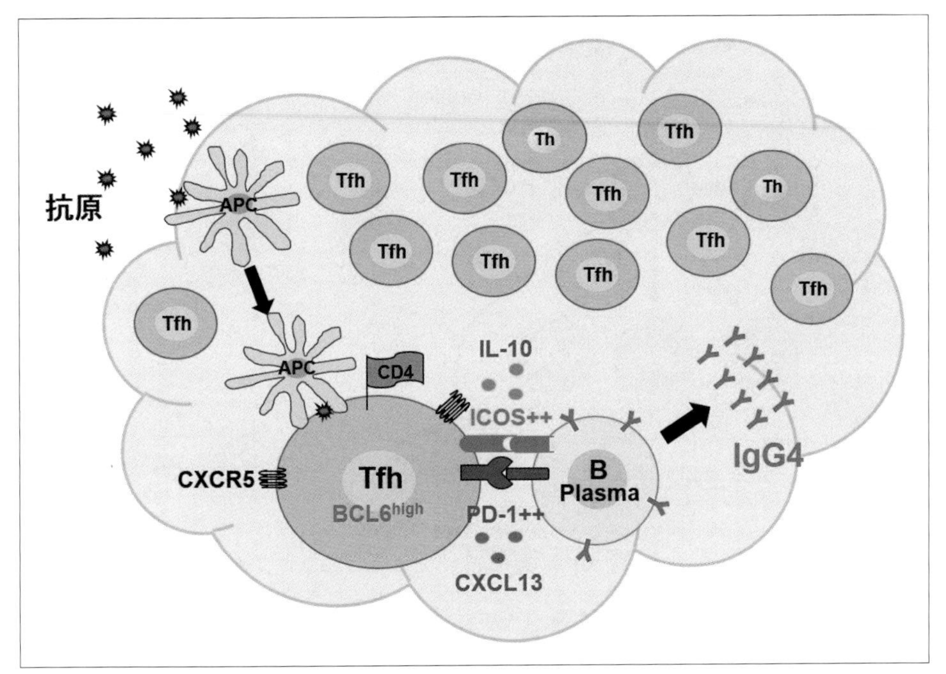

図 1． IgG4 関連疾患の病態形成における濾胞性ヘルパー T 細胞の役割
活性化 Tfh 細胞が強力な IgG4 産生誘導に関与していると考えられる
（文献 19 より転載）

そのリガンドである CXCR5 を発現する Tfh 細胞や B 細胞を病変にリクルートすることで，異所性胚中心を形成する．実際，我々の検討でも IgG4-RD 患者の末梢血および病変局所において Tph 細胞が増加し，血中 IgG4 値や罹患臓器数などの臨床所見と相関することを見出している[14]．さらに，増加した CX3CR1 を発現する Tph 細胞は，細胞傷害性顆粒（グランザイム，パーフォリン）を有し，CX3CR1 のリガンドである CX3CL1 を介した組織障害に関与している可能性がある[15]．

制御性 T（Treg）細胞も重要な役割を担っていると考えられており，罹患臓器における IL-10，TGF-β といった Treg 細胞産生サイトカインが病態に関与しており，IL-10 は IgG4 へのクラススイッチに関与し，TGF-β は組織の線維化促進に関与している．さらに，本疾患では $CD4^+$ 細胞傷害性 T 細胞（CTLs）のクローン増殖と組織浸潤が認められ，CTLs から産生される IFNγ，TGF-β，IL-1β などのサイトカインが組織障害などの病態形成に関与する可能性が示されている[11]．$CD4^+$ CTLs は罹患臓器において形質芽細胞あるいは活性化された他の B 細胞からの抗原提示を受けて再活性化し，マクロファージや線維芽細胞を介して線維化を促進し，サイトカイン分泌や細胞アポトーシスを誘導することで局所炎症をもたらしていると考えられている[15]．

3．自然免疫系

IgG4-RD の病態形成には自然免疫系，特にマクロファージの関与も重要であることが明らかになってきている．活性化されたマクロファージから産生される TGF-β や PDGF は線維化誘導を促し，実際に IgG4-DS の唾液腺組織において特殊な形質をもつ M2 マクロファージの多数の浸潤が認められ，その浸潤程度と線維化には相関があることに加え，IL-33 産生により Th2 型炎症を促している可能性がある[16]．こうした M2 マクロファージは TLR7 を発現しており，IgG4-DS の唾液腺炎組織において M2 マクロファージが産生する IL-10 や CCL18，IL-33 を介した Th2 細胞からの IL-13 分泌，さらには IL-4 産生による IgG4 抗体産生の誘導につながる[17]．M2 マクロファージは 3 つに分類されるが，そのうちの M2a マクロファージに発現する FcγRIIb は IgG4 と架橋することで M2b 様マクロファージに形質転換させ，IL-10 や CCL1

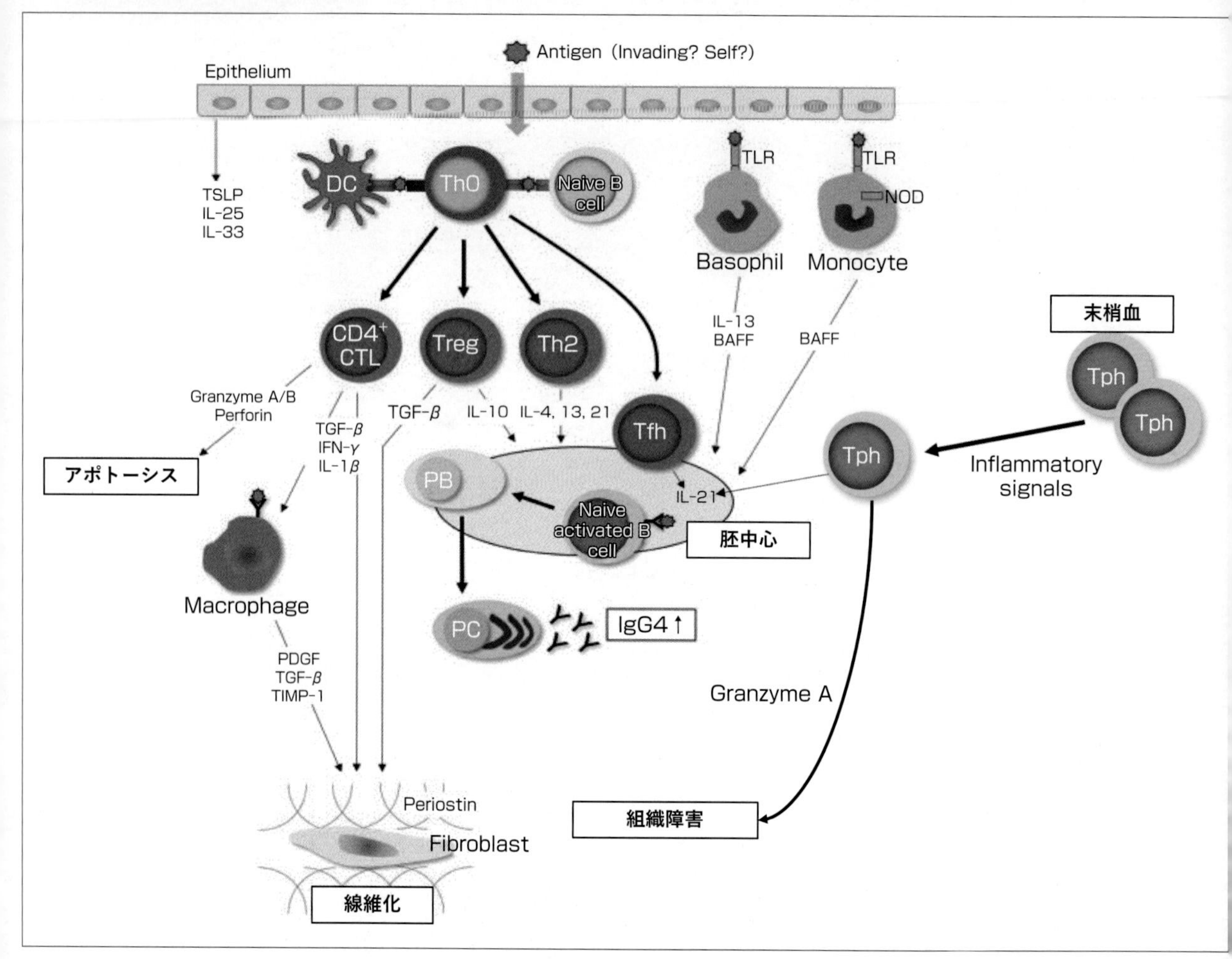

図 2. IgG4 関連疾患の病態
IgG4 関連疾患の病態形成に関与する免疫細胞およびサイトカインを示す．免疫系の多彩な変化が本疾患の病態基盤にあると考えられる

の産生誘導をする可能性が報告されている[18]．このFcγRIIbはIgG4-RDにおける疾患感受性遺伝子であることは興味深い．今後は獲得免役系のみならず，マクロファージや樹状細胞など自然免疫系の解析を進めていく必要もあるだろう．

おわりに

現時点で推測されるIgG4-RDの病態を図2にまとめた．IgG4-RDの疾患概念が確立されて以来，本邦を中心に多くの知見が得られてきた．一方で，いまだ病態の断片的解明にとどまり，新たな治療開発に結びつくような発見には至っていない．複雑に免疫系が変化しているIgG4-RDの病態解明に向けて，多分野の連携により，引き続き本邦より重要な知見が見出されることを期待したい．

文　献

1）Takano K, Yamamoto M, Takahashi H, et al：Recent advances in knowledge regarding the head and neck manifestations of IgG4-related disease. Auris Nasus Larynx, **44**：7-17, 2017.
Summary 耳鼻咽喉科・頭頸部領域におけるIgG4関連疾患に関する総説で，歴史，診断，治療，病態と幅広い観点からまとめている．
2）Della-Torre E, Lanzillotta M, Doglioni C：Immunology of IgG4-related disease. Clin Exp Immunol, **181**：191-206, 2015.
3）Umehara H, Okazaki K, Masaki Y, et al：Comprehensive diagnostic criteria for IgG4-related disease（IgG4-RD）, 2011. Mod Rheumatol, **22**：21-30, 2012.
4）Shiokawa M, Kodama Y, Kuriyama K, et al：Pathogenicity of IgG in patients with IgG4-related disease. Gut, **65**：1322-1332, 2016.

Summary 自己免疫性膵炎患者の血清由来のIgGをマウスに投与し，その患者と同じ罹患臓器のみに病変形成が誘導され，患者の血中に病原性を有する自己抗体の存在が示唆されている．

5) Shiokawa M, Kodama Y, Sekiguchi K, et al：Laminin 511 is a target antigen in autoimmune pancreatitis. Sci Transl Med, **10**：eaaq0997, 2018.
6) Du H, Shi L, Chen P, et al：Prohibitin Is Involved in Patients with IgG4 Related Disease. PLoS One, **10**：e0125331, 2015.
7) Hubers LM, Vos H, Schuurman AR, et al：Annexin A11 is targeted by IgG4 and IgG1 autoantibodies in IgG4-related disease. Gut, **67**：728-735, 2018.
8) Perugino CA, AlSalem SB, Mattoo H, et al：Identification of galectin-3 as an autoantigen in patients with IgG4-related disease. J Allergy Clin Immunol, **143**：736-745, 2019.
9) Wallace ZS, Mattoo H, Carruthers M, et al：Plasmablasts as a biomarker for IgG4-related disease, independent of serum IgG4 concentrations. Ann Rheum Dis, **74**：190-195, 2015.
10) Baghai-Sain S, Sun N, Kaneko N, et al：B lymphocytes directly contribute to tissue fibrosis in patients with IgG4-related disease. J Allergy Clin Immunol, **145**：968-981, 2020.
11) Maehara T, Mattoo H, Ohta M, et al：Lesional $CD4^{+}IFN\text{-}\gamma^{+}$ cytotoxic T lymphocytes in IgG4-related dacryoadenitis and sialoadenitis. Ann Rheum Dis, **76**：377-385, 2017.
12) Yamamoto M, Takano K, Kamekura R, et al：Predicting therapeutic response in IgG4-related disease based on cluster analysis. Immunol Med, **41**：30-33, 2018.
13) Kamekura R, Takano K, Yamamoto M, et al：Cutting Edge：A Critical Role of Lesional T Follicular Helper Cells in the Pathogenesis of IgG4-Related Disease. J Immunol, **199**(8)：2624-2629, 2017.
14) Kamekura R, Yamamoto M, Takano K, et al：Circulating $PD\text{-}1^{+}CXCR5^{-}CD4^{+}$ T cells underlying the immunological mechanisms of IgG4-related disease. Rheumatol Adv Pract, **2**：rky043, 2018.

Summary IgG4関連疾患患者の末梢血および病変組織において，Tph細胞が増加し，血中IgG4値や各種臨床パラメーターとの有意な相関を示している．

15) Yabe H, Kamekura R, Yamamoto M, et al：Cytotoxic Tph-like cells are involved in persistent tissue damage in IgG4-related disease. Mod Rheumatol, **31**：249-260, 2021.
16) Furukawa S, Moriyama M, Miyake K, et al：Interleukin-33 produced by M2 macrophages and other immune cells contributes to Th2 immune reaction of IgG4-related disease. Sci Rep, **7**：42413, 2017.
17) Ishiguro N, Moriyama M, Furusho K, et al：Activated M2 Macrophages Contribute to the Pathogenesis of IgG4-Related Disease via Toll-like Receptor 7/Interleukin-33 Signaling. Arthritis Rheumatol, **72**：166-178, 2020.
18) Bianchini R, Roth-Walter F, Ohradanova-Repic A, et al：IgG4 drives M2a macrophages to a regulatory M2b-like phenotype：potential implication in immune tolerance. Allergy, **74**：483-494, 2019.
19) 高野賢一：IgG4関連疾患．山岨達也(編)：142-146, 医学のあゆみBOOKS耳鼻咽喉科診療の進歩 40のエッセンス．医歯薬出版，2018.

MB ENT, 292：46-52, 2024

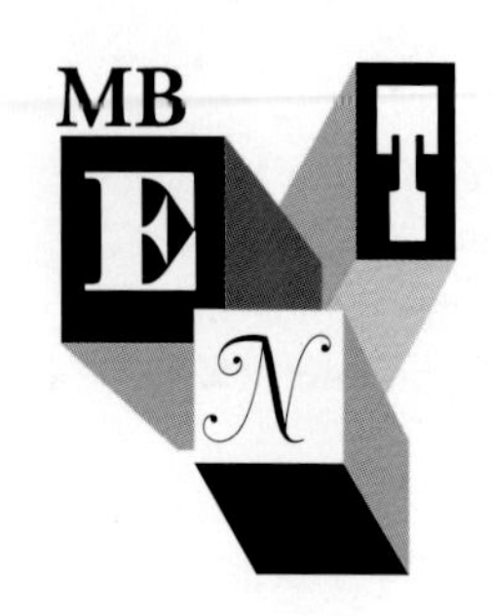

◆特集・知っておくべきアレルギー・免疫の知識

血管性浮腫の免疫病態

多田紘恵*

Abstract 血管性浮腫は毛細血管の拡張と透過性亢進によって引き起こされる皮下組織，粘膜下組織の限局性浮腫である．原因は多岐にわたるが，ブラジキニン起因性血管性浮腫，マスト細胞メディエータ起因性血管性浮腫が代表的である(表1)．マスト細胞メディエータ起因性血管性浮腫の代表的なものはI型アレルギーであるアレルギー性血管性浮腫であり，抗ヒスタミン薬やエピネフリン，コルチコステロイド治療に反応する．しかしながら，ブラジキニン起因性血管性浮腫に関してはそれらに対する反応が乏しく，特に遺伝性血管性浮腫(hereditary angioedema：HAE)は適切な治療介入が求められる．医学的緊急度の高い上気道の血管性浮腫は，耳鼻咽喉科医が対応することが想定され，HAEを含む様々な血管性浮腫の病態について理解することは非常に重要である．

Key words ブラジキニン(bradykinin)，マスト細胞(mast cells)，好酸球(eosinophils)，遺伝性血管性浮腫(hereditary angioedema)，C1-INH(C1-inhibitor)，ACE阻害薬(angiotensin-converting enzyme inhibitors)

はじめに

血管性浮腫とは真皮深層，皮下組織深部での血管透過性亢進により局所的に膨隆した境界不明瞭な浮腫である．上気道に浮腫が生じると窒息の危険性を伴い，気道の評価は重要である．その他，消化管に浮腫が生じると悪心，嘔吐，腹痛など閉塞症状をきたし，急性腹症として治療されることもある．しかしながら，緊急性のないものは心身症として正しく診断されていない症例も少なからずあり，血管性浮腫の診断は困難な場合も多い．2011年の岩本らの全国調査によれば，全国200床以上を有する医療機関に調査票を送付し回答のあった1128施設のうち，血管性浮腫の経験があった施設は14.5%の163施設で，受診診療科については皮膚科，耳鼻咽喉科，呼吸器科を含む内科，アレルギー科の順で報告されている[1]．このような結果は，血管性浮腫の症状の多彩さを反映しているものと考えられ，診断の難しさを物語っている．本稿では，代表的な血管性浮腫の病態について解説したい．

マスト細胞メディエータ起因性血管性浮腫

1．IgE依存性血管性浮腫

血管性浮腫としてまず代表的であるのはアレルギー性血管性浮腫である．アレルギー性蕁麻疹と同様に，マスト細胞が脱顆粒し，皮膚組織深部内に放出されたヒスタミンをはじめとする化学伝達物質によって引き起こされる．特定の抗原物質に対する特異的IgEを介したI型アレルギー反応であり，抗原への曝露後数分から1～2時間以内に生じることが多いが，抗原によっては翌日にアレルギー症状が現れることもある．また，口腔内粘膜を介して未消化の食物抗原へのアレルギー症状を起こした場合には口腔アレルギー症候群(oral allergy syndrome：OAS)として知られ，野菜や

* Tada Hiroe，〒371-8511 群馬県前橋市昭和町3-39-22 群馬大学大学院医学系研究科耳鼻咽喉・頭頸部外科学，助教

表 1. 血管性浮腫の分類

ブラジキニン起因性血管性浮腫				マスト細胞メディエータ起因性血管性浮腫		その他のメディエータ起因性血管性浮腫
C1-INH 欠損／機能障害		C1-INH 正常				
遺伝性	後天性	遺伝性	後天性	IgE 依存性	非 IgE 依存性	
HAE-C1-INH {HAE I 型 HAE II 型	AAE-C1-INH {I 型 II 型	HAEnCI (HAE III 型)	薬剤性血管性浮腫 {ACE 阻害薬 (ACEI-AE) 線溶系薬剤 DPP4 阻害薬 エスロトゲン製剤	アレルギー性血管性浮腫	NSAIDs 不耐症 発汗刺激性血管性浮腫 振動血管性浮腫	好酸球性血管性浮腫 {EAE NEAE メディエータ不明血管性浮腫

AAE-C1-INH：acquired angioedema due to C1-INH deficiency
HAEnCI：HAE with normal C1-INH
ACEI-AE：angiotensin-converting enzyme inhibitor-induced angioedema
EAE：episodic angioedema associated with eosinophilia
NEAE：nonepisodic angioedema with eosinophilia

（文献 2，12 より改変・引用）

果物，ラテックス蛋白の交叉反応に留意すべきである．アレルギー性蕁麻疹と同様，プリックテスト，スクラッチテストなどの患者皮膚を用いる方法，抗原特異的血清 IgE を測定する方法，患者末梢血好塩基球活性化またはヒスタミン遊離試験，被疑抗原による負荷(誘発)試験によって診断される[2]．

2．非 IgE 依存性血管性浮腫

1）NSAIDs 不耐症

NSAIDs 不耐症はプロスタグランジン合成酵素であるシクロオキシナーゼ(COX)阻害作用をもつ NSAIDs 全般に対する過敏症状を指し，抗原抗体反応などのアレルギー反応によるものではないため，初回投与でも過敏症状が生じ，用量依存性に発症するといわれている[3]．COX2 阻害薬では過敏症状が誘発されないとの報告もあり，COX1 阻害作用に起因し，発生機序にはアラキドン酸代謝系における代謝産物であるシスティニルロイコトリエン(cysteinyl leukotrienes：CysLTs)が関与すると考えられている．CysLTs はマスト細胞や好酸球，好塩基球などから産生されヒスタミンの数千倍の気管支平滑筋収縮作用に加えて，血管透過性亢進，粘液産生亢進作用などを有しており，NSAIDs 不耐症の最終的なメディエータとして重要な役割があるのは明らかであるが，その詳細な発生機序は不明な点が多い[4]．

2）発汗刺激性血管性浮腫／振動血管性浮腫

物理的刺激や発汗刺激に伴う刺激誘発型の血管性浮腫は IgE 非介在性の機序によって引き起こされる．特に，発汗刺激によって眼瞼や口唇に血管性浮腫を伴う病態はコリン誘発性と考えられている．さらに，皮膚の振動により誘発される振動血管性浮腫は孤発性のものと，遺伝性のものもある．遺伝性の振動血管性浮腫は adhesion G protein-coupled receptor E2 遺伝子(*ADGRE2/EMR2*)のミスセンス置換により IgE 非依存性の振動誘発性マスト細胞が脱顆粒し，血中ヒスタミンが上昇することによって血管性浮腫が誘発されると報告されている[5]．

ブラジキニン起因性血管性浮腫

1．遺伝性血管性浮腫(hereditary angioedema：HAE)

HAE は，1800 年代後半から知られている疾患で，血管性浮腫のうち 10～20％程度が HAE であると考えられている．血管性浮腫の出現後 24 時間で最大となり，数日で自然に消退する．HAE 患者の 50％は喉頭浮腫を経験するとされ[6]，1970 年代には HAE 患者の 30％以上が窒息死していたとの報告もあり[7]，気道閉塞の原因疾患として鑑別すべき疾患である．

補体第一成分阻害因子(C1 インヒビター：C1-INH)は第 11 番染色体に位置する SERPING1 遺伝子(*SERPING1*)にコードされるセリンプロテアーゼインヒビターである．C1-INH は補体 C1 の抑制に加え，内因系凝固反応，カリクレイン・キニン系，線溶系などの複数の活性経路に作用す

表 2. HAE の分類

		C1-INH 活性	C1-INH 蛋白濃度	C4 蛋白濃度	原因遺伝子
HAE-C1-INH	HAE Ⅰ型	⬇	⬇	⬇	*SERPING1*
	HAE Ⅱ型	⬇	⬆OR➡	⬇	*SERPING1*
HAEnCI	HAE Ⅲ型	➡	➡	➡	*FXII* *ANGPT1* *PLG* *MYOF* *KNG1* *HS3T6*

（文献 12 より改変・引用）

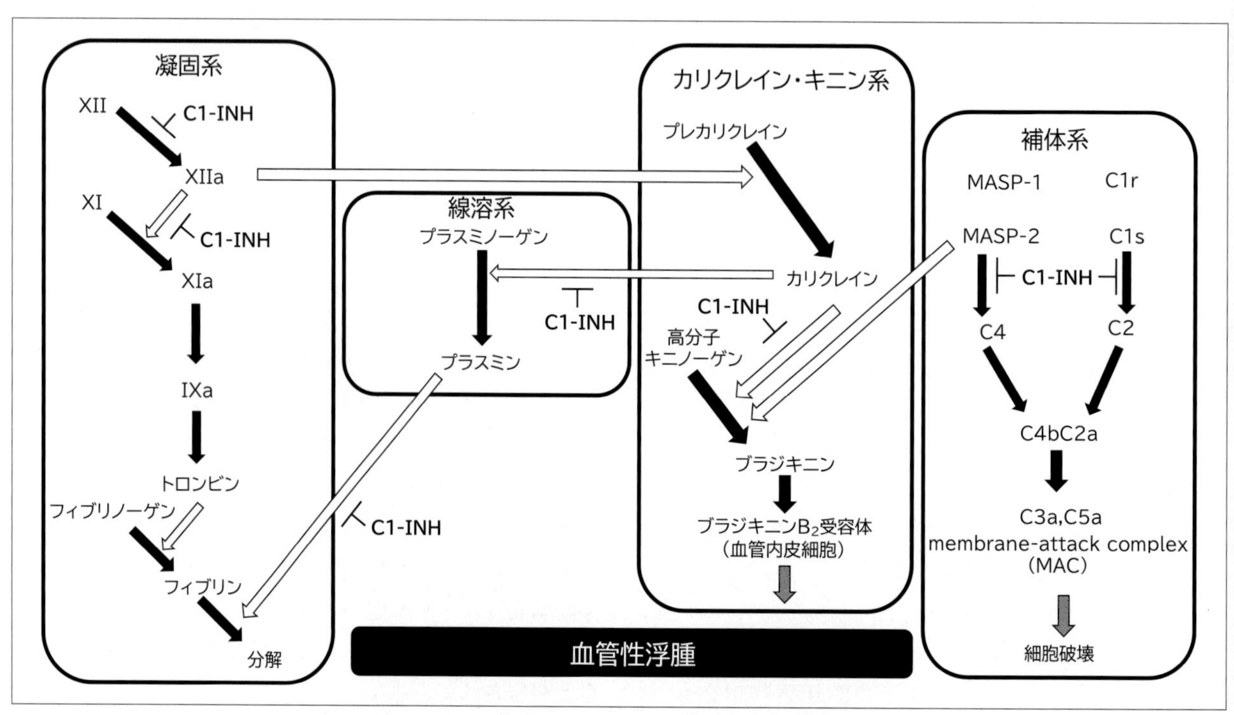

図 1. C1-INH が関与する血管性浮腫の発生機序

る．HAE は C1-INH 遺伝子の異常によって引き起こされる常染色体顕性遺伝(優性遺伝)疾患である．2020 年までに HAE 患者で 748 種の SERPING1 遺伝子変異が報告されている．罹患率は約 5〜10 万人に 1 人と稀な疾患で，C1-INH が量的に欠損する HAE Ⅰ型，C1-INH 遺伝子が機能的に異常を示す HAE Ⅱ型(HAE Ⅰ型/Ⅱ型：HAE-C1-INH)，C1-INH が正常の HAE(HAE with normal C1-INH：HAEnCI)に大別される(表 2)．

Ⅰ型とⅡ型 HAE 患者では C1-INH 活性の低下により内因系凝固反応，カリクレイン・キニン系で凝固Ⅻa 因子と血漿カリクレインの過剰産生，血漿カリクレインによる高分子キニノーゲンからのブラジキニン過剰産生が引き起こされ，ブラジキニンは血管内皮細胞のブラジキニン B_2受容体に結合し，血管透過性の亢進や血管拡張が引き起こされる(図 1)．さらに，補体系の過剰な活性化が，炎症性メディエータを介して血小板の活性化や白血球の遊走，好中球の誘導を惹起し，それによってもブラジキニンが過剰産生される可能性も示唆されている[8]．

HAEnCI は 2000 年に Bork らや Binkley らが提唱した新しい疾患概念であり[9〜11]，抗ヒスタミン薬やステロイドの投与に抵抗性であること，蕁麻疹がないことが条件とされ，女性の罹患率が高いことが特徴である．HAEnCI には，凝固Ⅻ因子の遺伝子変異(*FXII*)との関連が指摘されており，最近，アンジオポイエチン-1 遺伝子(*ANGPT1*)，プラスミノーゲン遺伝子(*PLG*)の新規変異が明らかにされた．しかしながら，多くの患者で遺伝子変異は見つかっておらず原因遺伝子は他にもあると推定されている[12].

HAEの治療薬としてはC1-INH補充療法であるが，1976年にC1-INHの補充の有効性が報告され，1979年に欧州で初めてC1-INH製剤が承認された[13]．本邦では1990年静脈注射C1-INH製剤(ベリナート® P静注用)が急性発作の治療薬として承認され，2018年にはブラジキニンB_2受容体拮抗薬であるイカチバント(フィラジル® 皮下注)も承認されている．特に，この製剤は皮下注製剤であることから自己注射が可能になった点が特徴である．また，長期予防薬として2021年に経口カリクレイン阻害薬(オラデオカプセル®)，2022年に抗血漿カリクレインモノクローナル抗体薬(タクザイロ® 皮下注)と皮下注用ヒトC1-インアクチベーター(ベリナート® 皮下注用)が承認された．このようにHAE患者の治療の選択肢は広がりつつあり，その有効性や安全性の検証を含め今後のさらなる研究が望まれる．

最近のHAEについての知見としては，HAE患者における免疫疾患との関連が指摘されている点が挙げられる．HAE患者では特に全身性エリテマトーデスが合併しやすいことが報告された[14]．C1-INH機能低下に伴う補体成分の減少で免疫複合体やアポトーシス細胞のクリアランスが阻害され，これらの物質が自己抗原になる可能性があるため，免疫疾患を合併しやすいと考えられている．このことからHAE患者のC1-INH製剤の予防的補充療法によって，C1-INHの機能的な正常化がもたらされるため，結果的にHAE患者の自己免疫疾患のコントールに関与することが推測され，今後の解明が期待される[8]．

最後に，日常診療においてHAEを疑った場合には家族歴の聴取と，C1-INH活性やCI-INH濃度，C4蛋白濃度の測定によって診断が比較的容易である．また，HAE I／II型は常染色体顕性遺伝のため，患者家族(特に子ども)への速やかな精査の機会を提供し，血管性浮腫発作の前の早期治療介入を検討することも医療従事者の責務である．

2．後天性C1-INH欠乏症(acquired angioedema due to C1-INH deficiency：AAE-C1-INH)

AAE-C1-INHは，C1-INHの後天的欠損，補体古典的経路の過剰活性化，血管性浮腫病態の再発を伴う非常に稀な疾患である．通常，40歳以降に発症し，家族歴がないことも特徴である．多くの患者の血漿中のC1-INH蛋白濃度が50%以下であるが，25～30%程度の患者においては切断型のC1-INHが循環しており，C1-INHの量的には一見正常であるが，活性化していないがゆえ，機能障害をきたすため血管性浮腫を引き起こす．リンパ系悪性腫瘍に伴う腫瘍随伴型のI型と，C1-INHに対する自己抗体によって引き起こされる自己免疫型であるII型が考えられている[15]．文献的には悪性腫瘍の発生に先行する可能性が指摘されており，AAE-C1-INHを診断した場合には定期的な悪性腫瘍スクリーニングが推奨されている[16]．

3．薬剤性血管性浮腫

1）アンギオテンシン変換酵素阻害薬(ACE阻害薬)による血管性浮腫(angiotensin-converting enzyme inhibitor-induced angioedema：ACEI-AE)

ブラジキニンは前述したとおり，血漿および組織におけるカリクレイン・キニン系で産生され，循環調節，血管拡張・浮腫，炎症，痛みなどに関与している．ブラジキニンの受容体はB_1受容体とB_2受容体が同定されているが，B_1受容体は外傷や炎症時に発現するのに対して，B_2受容体は恒常的に発現している[17]．血液中では，ブラジキニンはキナーゼII(アンギオテンシン変換酵素：ACE)によって，速やかに不活化ペプチドに代謝されるが(半減期30秒)，降圧薬であるACE阻害薬によってブラジキニンの代謝経路が阻害されると，組織中に増加したブラジキニンがNOの産生，cyclic GMP(cGMP)の増加を惹起し，血管拡張，血管透過性の亢進をもたらし血管性浮腫を生じると考えられている[18](図2)．ACE阻害薬の副作用として

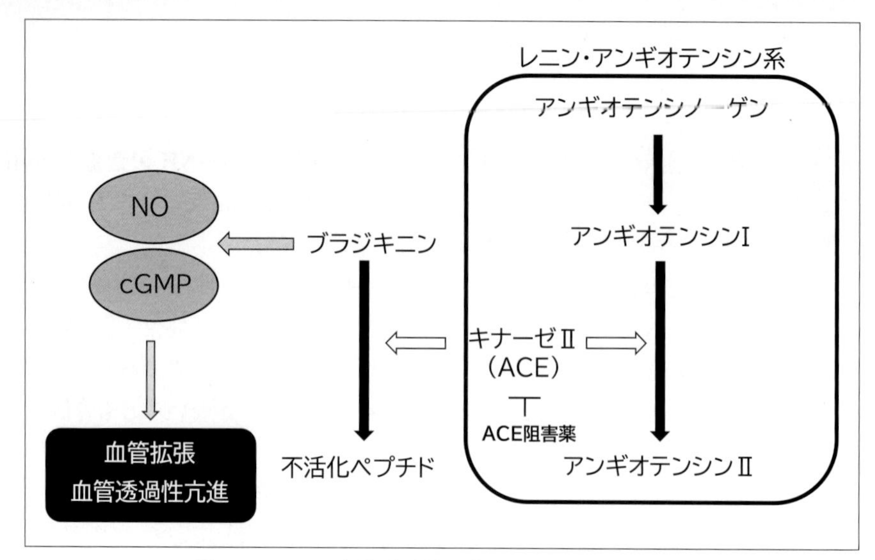

図 2. ACE 阻害薬誘発性血管性性浮腫の発生機序

知られる血管性浮腫は，ACE 阻害薬内服患者の0.1〜0.5％に発症する[19]．発症までの内服期間については5年以上の内服歴があるものが3割以上だったとの報告や[20]，内服開始から11年経過して発症した症例報告もあるため[21]，内服期間にかかわらず血管性浮腫の鑑別の際に常に留意すべき薬剤である．外傷，喫煙，歯科治療，感染症などをきっかけとして発症する可能性を指摘されている[22]．

2）その他の薬剤による血管性浮腫

線溶系に作用する薬剤も血管性浮腫をきたす．急性脳梗塞に対しての血栓溶解療法として用いられる組織プラスミノーゲンアクチベーター(tPA)は舌血管性浮腫をきたし，そのうちの12％は重症で高度な気道管理を要したとの報告がある．また，33％は ACE 阻害薬の服用歴があったことから，ACE 阻害薬内服患者における tPA 投与は血管性浮腫に留意すべきである[23]．

経口糖尿病薬である DPP4 阻害薬はインクレチンの分解を阻害し血中の GLP-1 濃度が高まりインスリン分泌が増加することで血糖降下作用をもたらすが，DPP4 阻害薬はインクレチンの分解阻害だけでなく，ブラジキニンやサブスタンス P といった他のペプチド分解の阻害にも関与しており，血管性浮腫との関連が報告されている．tPA 同様，DPP4 阻害薬による血管性浮腫もまた ACE 阻害薬との併用患者ではリスクが高いことが明らかになっている[24][25]．

エストロゲン製剤は ACE を抑制しブラジキニンの分解酵素活性が低下することで，ブラジキニンが増加し血管透過性が亢進する．また，エストロゲン自体が血中の C1-INH を直接低下させる作用があることが報告されており，血管性浮腫を誘発する薬剤として注意すべきである[26]．

好酸球増多を伴う血管性浮腫

好酸球は骨髄で幹細胞より分化・増殖し血中に放出されたあと主に粘膜組織に分布する．全好酸球の99％は組織に分布し，標的臓器に最終的に集積し様々な機能を発揮すると考えられている．その機能としては一般的に組織障害や炎症，組織再構築，免疫調整・自然免疫とされている[27]．Episodic angioedema with eosinophilia (EAE) は，好酸球増多を伴って繰り返される血管浮腫，体重増加，発熱を主症状とする疾患で，Gleich らが 1984 年に報告している[28]．本邦では症状が一過性で軽症にとどまる例が多く，nonepisodic angioedema with eosinophilia (NEAE) という名称が用いられる[29]．EAE は顔面，四肢，特に手背や足背，稀に体幹におよぶ浮腫が認められ，膨疹やかゆみを伴うこともある．皮膚症状に伴い，発熱，関節痛，ときに10％以上の体重増加を認める場合もあり，このような症状を毎月のように繰り返す．一方，NEAE は基本的に1度だけの症状であり再燃することもなく，浮腫は四肢末梢が主で顔面に及ぶことはなく，さらに体重増加も軽い[30]．EAEでは発作時のピークの数日前にIL-5の上昇が認められ，これによって末梢好酸球が誘導され，好酸球由来の顆粒蛋白，脂質メディエータなどによって血管透過性が亢進していると考えられている．

おわりに

HAEを含む血管性浮腫の鑑別については，医療従事者が本疾患を認知していれば，丁寧な問診や治療経過などから疾患をある程度鑑別することが可能である．また，ACE阻害薬やDPP4阻害薬などは内服患者も多く，血管性浮腫患者においては内服薬の聴取が非常に重要である．

参考文献

1）岩本和真，三原祥嗣，池澤善郎ほか：遺伝性血管性浮腫の全国実態調査．アレルギー，**60**(1)：26-32, 2011.

2）秀　道広，森桶　聡，福永　淳ほか：蕁麻疹診療ガイドライン．日皮会誌，**128**(12)：2503-2624, 2018.

3）谷口正実：非アレルギー性薬剤性過敏症の病態と治療(ACE阻害薬とNSAIDsを中心に)．アレルギー，**56**(12)：1475-1482, 2007.

4）白井敏博：アスピリン過敏症．日内会誌，**95**(8)：1481-1486, 2006.

5）Boyden SE, Desai A, Cruse G, et al：Vibratory Urticaria Associated with a Missense Variant in ADGRE2. N Engl J Med, **374**(7)：656-663, 2016.

6）Bork K, Hardt J, Schicketanz KH, et al：Clinical studies of sudden upper airway obstruction in patients with hereditary angioedema due to C1 esterase inhibitor deficiency. Arch Intern Med, **163**(10)：1229-1235, 2003.

7）Frank MM, Gelfand JA, Atkinson JP：Hereditary angioedema：the clinical syndrome and its management. Ann Intern Med, **84**(5)：580-593, 1976.

8）堀内孝彦，大澤　勲，宮田敏行：遺伝性血管性浮腫の病因としてのC1インヒビター：その構造，機能から治療薬の開発まで．新薬と臨，**72**：387-400, 2023.

Summary　HAEはC1-INHの異常で発症する遺伝性疾患であるが，C1-INHの生化学的特徴，活性経路を含め詳細に解説し，HAEの発生機序や治療薬についても概説している．

9）堀内孝彦，米田奈央，橋村知波：遺伝性血管性浮腫(HAE)における最近の進歩．アレルギー，**68**(8)：919-922, 2019.

Summary　HAEの病態に基づいた治療戦略について最新の知見を述べている．

10）K Bork, SE Barnstedt, P Koch, et al：Hereditary angioedema with normal C1-inhibitor activity in women. Lancet, **356**：213-217, 2000.

11）Binkley KE, Davis A 3rd：Clinical, biochemical, and genetic characterization of a novel estrogen-dependent inherited form of angioedema. J Allergy Clin Immunol, **106**(3)：546-550, 2000.

12）秀　道広，岩本和真，大澤　勲ほか：WAO/EAACI遺伝性血管性浮腫治療ガイドライン―2017年改訂版．アレルギー，**72**(2)：158-183, 2023.

Summary　HAE治療について合意された国際ガイドラインの最新の推奨内容を解説している．

13）Morgan BP：Hereditary angioedema--therapies old and new. N Engl J Med, **363**(6)：581-583, 2010.

14）Levy D, Craig T, Keith PK, et al：Co-occurrence between C1 esterase inhibitor deficiency and autoimmune disease：a systematic literature review. Allergy Asthma Clin Immunol, **16**：41, 2020.

15）Khanfar A, Trikha A, Bonds R, et al：Angioedema with normal C1q and C1 inhibitor：an atypical presentation of Waldenström macroglobulinemia. Int J Hematol, **97**：654-656, 2013.

16）Wonnaparhown A, Stefanovic A, Lugar P, et al：Acquired angioedema in B cell lymphoproliferative disease：A retrospective case series. Clin Exp Immunol, **206**(3)：378-383, 2021.

17）岩本和真，秀　道広：ブラジキニン(Bradykinin)．アレルギー，**66**(6)：813-814, 2017.

18）行本　敦，橋本　悠，花山雅一ほか：ACE阻害薬による血管性浮腫が疑われた舌腫脹の1例．日内会誌，**104**(7)：1460-1463, 2015.

19）Messerli FH, Nussberger J：Vasopeptidase inhibition and angio-oedema. Lancet, **356**：608-609, 2000.

20）長島真由美，蒲原　毅，相原道子ほか：アンギオテンシン転換酵素阻害薬・アンギオテンシンⅡ受容体拮抗薬による血管性浮腫の本邦報告例の検討．J Environ Dermato Contact Allergol, **6**：14-21, 2012.

21）中村倫太郎，二瓶俊一，荒井　秀ほか：長期間Angiotensin Converting Enzyme 阻害薬服用中に発症した致死的血管性浮腫の１例．J UOEH（産業医科大学雑誌），**38**(1)：61-64, 2016.

22）篠田京香：長期 Angiotensin-Converting Enzyme Inhibitor 内服患者にみられた血管性浮腫．皮膚臨床，**46**：615-618, 2004.

23）Hurford R, Rezvani S, Kreimei M, et al：Incidence, predictors and clinical characteristics of orolingual angio-oedema complicating thrombolysis with tissue plasminogen activator for ischaemic stroke. J Neurol Neurosurg Psychiatry, **86**(5)：520-523, 2015.

24）Cassano N, Nettis E, Di Leo E, et al：Angioedema associated with dipeptidyl peptidase-Ⅳ inhibitors. Clin Mol Allergy, **19**(1)：24, 2021.

25）Brown NJ, Byiers S, Carr D, et al：Dipeptidyl peptidase-Ⅳ inhibitor use associated with increased risk of ACE inhibitorassociated angioedema. Hypertension, **54**(3)：516-523, 2009.

26）多田紘恵，松山敏之，工藤　毅ほか：C1-inactivator が著効した血管性浮腫の１例．日耳鼻会報，**120**：217-223, 2017.

27）茆原順一，伊藤　亘：好酸球増多を伴う疾患の種類と診断．アレルギー，**60**(6)：676-681, 2011.

28）Gleich GJ, Schroeter AL, Marcoux JP, et al：Episodic angioedema associated with eosinophilia. N Engl J Med, **310**(25)：1621-1626, 1984.

29）端本宇志：新・皮膚科セミナリウム皮膚病変形成における好酸球の役割．Episodic angioedema with eosinophilia の病態と治療．日皮会誌，**129**(2)：157-160, 2019.

30）佐藤貴浩：好酸球増多を主徴とする疾患．Episodic angioedema with eosinophili．アレルギー，**60**(5)：547-550, 2011.

MB ENT, 292：53-61, 2024

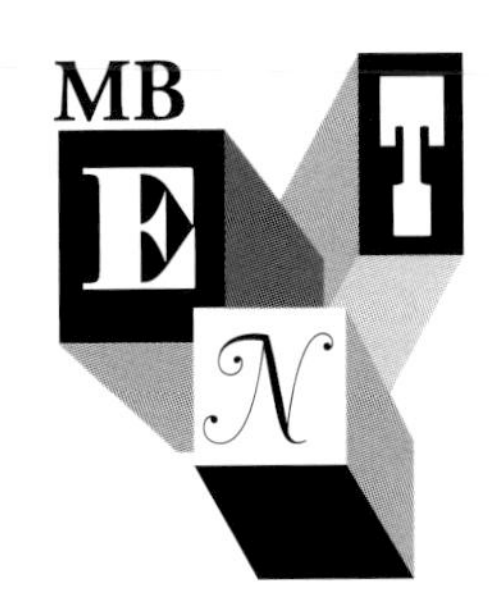

◆特集・知っておくべきアレルギー・免疫の知識

がん免疫におけるチェックポイント分子

熊井琢美*

Abstract 2017年に頭頸部癌に対する免疫チェックポイント阻害薬(ICI)が本邦でも臨床実装され，数年が経過した．これまで治療が困難だった再発・転移頭頸部癌に対する新たな治療法の登場は，臨床医および患者にとって大きな転換となった．悪性黒色腫などを中心にPD-1/PD-L1阻害以外の免疫チェックポイント分子も治療標的として応用され始めており，頭頸部癌においても様々な臨床試験が進行中である．一般的な分子標的薬は，腫瘍がその増殖や転移に依存しているシグナリングを阻害，もしくは腫瘍に高発現している膜タンパクに結合した抗体がNK細胞や補体などを介して抗腫瘍効果を呈する．一方で，免疫チェックポイント分子は腫瘍やその支持細胞によって抑制された抗腫瘍免疫細胞を活性化させることで抗腫瘍効果を狙うものである．本稿では，頭頸部癌診療医が知っておくべきがん免疫におけるチェックポイント分子およびICIについて概説する．

Key words 頭頸部癌(head and neck squamous cell carcinoma)，免疫チェックポイント阻害薬(immune checkpoint inhibitor)，PD-1，CTLA-4，癌微小環境(tumor microenvironment)

はじめに

プラチナ製剤を含む化学放射線療法の開発以降，頭頸部癌の治療戦略におけるブレイクスルーは久しく認められなかった．2000年代，頭頸部癌に対して初となる分子標的薬セツキシマブの放射線療法もしくは抗がん剤への上乗せ効果が示され，癌の生物学的特性が治療標的になることが明らかとなった．頭頸部癌はセツキシマブの標的である上皮成長因子受容体(EGFR)を高発現しており，その発現強度によって治療効果に影響がないとされているためコンパニオン診断を行わなくても治療が可能となっている．一方で，肺癌や大腸癌などの分子標的薬の開発が先行していた分野では，単一の分子を阻害するのみでは長期間に及ぶ臨床奏効を得られないことが明らかとなった．癌細胞は遺伝子的に同一なクローンのみが増殖するわけではなく，病期の進行とともに環境に適応したクローンが生き残る．癌細胞の遺伝子は原発巣と転移巣で異なっており，選択圧に応じたいわば適者生存した癌が再発に寄与する．癌細胞はEGFRやFGFR，c-Metなどの多くのシグナリングを用いて増殖しているため，一つの分子を抑制したとしても別の分子を活性化することで増殖能を取り戻す．B細胞リンパ腫や急性前骨髄球性白血病のように腫瘍増殖に欠かせない単一の分子が同定されている腫瘍以外では分子標的薬の治療効果は一時的なことが多いため，頭頸部癌においても分子標的薬の開発は下火になっている．そこで着目された新たな治療戦略が免疫療法である．免疫療法の利点は，生体内で賦活化された抗腫瘍免疫細胞が長期間にわたって腫瘍をコントロールして長期の無増悪生存を達成する，いわゆるtail plateauを認めることである．頭頸部癌をはじめとする多くの悪性腫瘍で，免疫細胞を非特異的に活性化する免疫チェックポイント阻害薬が一定の

* Kumai Takumi，〒078-8510 北海道旭川市緑が丘東2条1-1-1　旭川医科大学耳鼻咽喉科・頭頸部外科学講座，講師

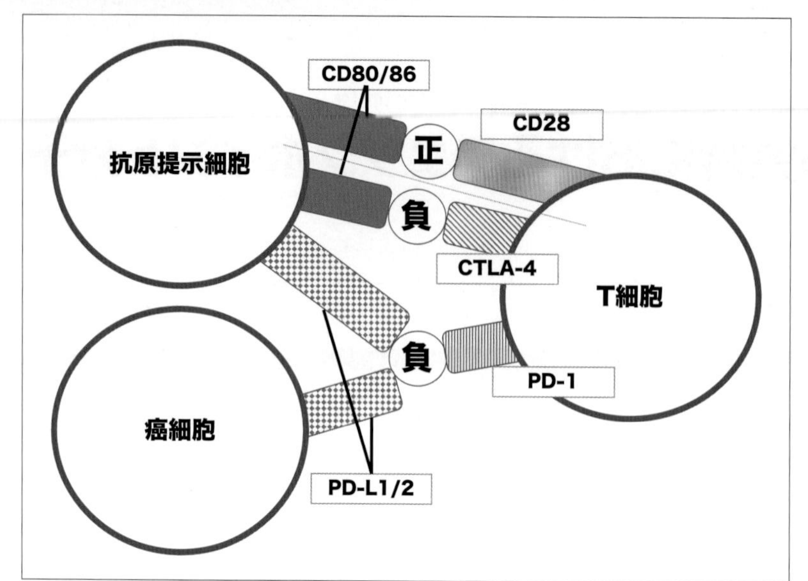

図 1.
正と負の免疫チェックポイント分子
代表的な正の免疫チェックポイント分子はCD28/CD80・CD86であり，代表的な負の免疫チェックポイント分子はCTLA-4/CD80・CD86とPD-1/PD-L1・PD-L2である．その他にもICOS/ICOSLなど多くの免疫チェックポイント分子が存在する

臨床効果を示している．本稿では，免疫チェックポイント分子および頭頸部癌における免疫チェックポイント阻害薬の現状について概説する．

免疫チェックポイント分子(PD-1/CTLA-4)のがん免疫における役割

免疫チェックポイント分子は正の免疫チェックポイント分子と負の免疫チェックポイント分子に分類される(図 1)．代表的な正の免疫チェックポイント分子として，T 細胞上の CD28 および抗原提示細胞に発現している CD28 のリガンドである CD80/86 が挙げられる．これらの免疫チェックポイントは T 細胞増殖におけるシグナル 2 としても知られており，シグナル 1 である MHC/エピトープ/T 細胞受容体(TCR)刺激およびシグナル 3 であるサイトカインと協同して T 細胞を刺激する．負の免疫チェックポイント分子は活性化した免疫のブレーキであり，具体的には programmed cell death-1(PD-1)/programmed cell death-1 ligand-1(PD-L1)や cytotoxic T lymphocyte antigen-4(CTLA-4)，ICOS/ICOSL，TIGIT，VISTA などが挙げられる．これらは自己免疫疾患の抑制や感染時の過剰な免疫応答の制御に欠かせない分子であるが，腫瘍細胞およびその支持細胞が負の免疫チェックポイント分子を介して抗腫瘍免疫から逃避することが明らかとなった．

1．負の免疫チェックポイント分子

1）PD-1/PD-L1 系

PD-1(CD279)は B7 ファミリーに属する 50 kDa 前後の膜タンパクであり，TCR 刺激による活性化もしくは疲弊化した T 細胞や B 細胞，NK 細胞などに発現する．そのリガンドである PD-L1(B7-H1)はサイトカイン刺激を受けた抗原提示細胞や一部の T 細胞，血管内皮細胞，そして腫瘍細胞などに発現している．PD-L1 からシグナルを受けた T 細胞や NK 細胞では，PD-1 を介してその下流である immunoreceptor tyrosine-based switch motif(ITSM)がリン酸化される．リン酸化した ITSM は src homology region 2 domain-containing phosphatase 2(SHP2)と会合する．SHP2 は MHC/エピトープ/TCR 刺激の下流にある Zap-70 を脱リン酸化することで，TCR の下流シグナリングを遮断する[1]．抗原提示細胞は PD-L1 を発現することで，過剰に活性化した T 細胞応答を抑制する．また，一部の T 細胞も PD-L1 を発現し，T 細胞同士での免疫抑制に加え，PD-1 陽性のマクロファージを免疫抑制系の M2 マクロファージに誘導する[2]．つまり，PD-1 は主に T 細胞に，PD-L1 は主に抗原提示細胞に発現するものの，これらの免疫細胞は PD-1 と PD-L1 の双方を発現することができ，過剰免疫応答を抗原提示もしくはエフェクター細胞の両面から抑制している．

PD-1はPD-L1と競合する形でPD-L2とも結合する．PD-L2はPD-L1と同様にPD-1を介してSHP2を活性化し，T細胞応答を抑制する[3]．また抗原提示細胞とT細胞間で形成される免疫シナプスにおいて，PD-1/PD-L1およびPD-1/PD-L2 microclusterはこれらの細胞間の接着を不安定化させる作用ももつ．PD-L1とPD-L2の大きな違いとして，PD-L1は上皮細胞を含めた広範な細胞群に発現するもののPD-L2は主に抗原提示細胞に発現することが挙げられ，またPD-1との結合力もPD-L2のほうが高いことが知られている．

2）CTLA-4

CTLA-4(CD152)はPD-1と並び，既に標的分子として臨床応用がなされている負の免疫チェックポイントである．CTLA-4による免疫制御を理解するためには，T細胞増殖に欠かせないシグナルを認識する必要がある．T細胞増殖において重要なシグナルは3つ存在するとされており，T細胞はこれらの刺激を同時に受けることで活性化する．シグナル1はMHC(major histocompatibility complex)分子に提示されたエピトープによるTCR刺激であり，シグナル2が抗原提示細胞上のCD80やCD86とT細胞上のCD28との結合によって生じる共刺激分子の活性化，シグナル3がIL-2やIL-15に代表されるサイトカインである．つまり，T細胞は抗原提示細胞によって非自己を認識し(シグナル1)，活性化するためのシグナルを細胞接触性に受け(シグナル2)，増殖のための栄養を抗原提示細胞や周囲の免疫細胞などからもらって(シグナル3)，初めて有効な増殖能や細胞障害活性能を獲得する．このシグナルのどれか一つでも欠けることで，T細胞はアナジーや疲弊化をきたす．CTLA-4は一度刺激を受けたT細胞上に発現するが，抗原提示細胞上のCD80やCD86と結合することにより，CD80/86とCD28との結合を阻害する．その結果，T細胞に有効な共刺激分子への刺激(シグナル2)が入らずT細胞が不活性化する．

2．免疫チェックポイント分子の頭頸部癌における役割

1）頭頸部癌細胞における免疫チェックポイント分子の発現

PD-L1の発現が高いほどPD-1阻害薬の有効性が高まることが期待されるため，PD-L1の発現強度は再発・転移頭頸部癌の治療選択において重要な因子と考えられている．一方で，頭頸部癌細胞におけるPD-L1の発現率(tumor proportion score：TPS)は，その報告で用いられるカットオフ値によってまちまちである．検体中の癌細胞のうちPD-L1を1%以上発現しているものを陽性例と捉えた場合，頭頸部癌患者のうち70%ほどの陽性率であるが，5%以上とするとその陽性率は半分近くに低下する．PD-L1のTPSは免疫組織染色によって測定されるが，頭頸部癌においては用いた抗PD-L1抗体の種類によってPD-L1の陽性率が異なる可能性が示唆されていた[4]．しかし肺癌の分野では，頭頸部癌診療で頻用される28-8と22C3を用いたPD-L1の発現解析において大きな差を認めなかった[5]．

PD-L1の発現解析は前述のように免疫組織染色で行うものの，EGFRなどの腫瘍がユビキタスに発現している増殖因子と異なり，その発現は容易に変化する．頭頸部癌細胞株においても，免疫細胞由来のIFN-γを添加すると12～24時間ほどで細胞表面のPD-L1発現は著明に増加する．生体においても免疫細胞と接触しやすい腫瘍の最先端(invasive front)ではPD-L1は発現しやすく，また腫瘍の進行や転移，放射線療法によってもPD-L1の発現は変化する．我々も一部の抗がん剤が頭頸部癌細胞上のPD-L1発現を増加させることを見出している[6]．さらに，実際の標本を観察すると同じプレパラート内でも，PD-L1強陽性の腫瘍と全く発現していない腫瘍が共存しているケースが散見される[7]．つまり，生検材料を用いたPD-L1染色の結果が腫瘍全体のバイオロジーを表す代表値とは限らず，また，PD-L1染色に初発時の検体を用いることが再発・転移例において

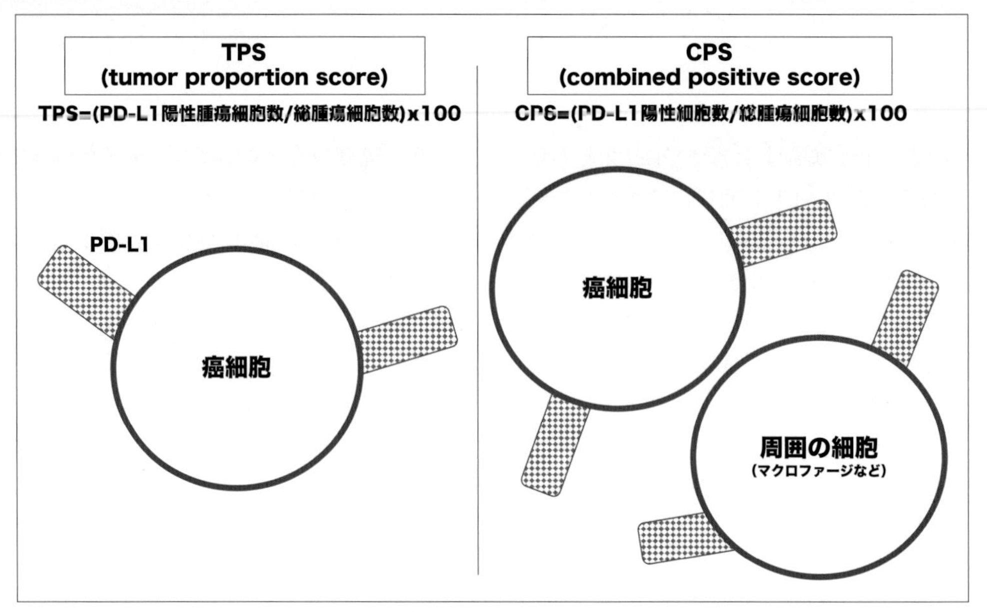

図 2. 腫瘍および腫瘍浸潤細胞における PD-L1 の発現
TPS(tumor proportion score)とは，腫瘍細胞のみにおける PD-L1 発現を検討したものであり，CPS(combined positive score)は腫瘍細胞と周囲の腫瘍浸潤細胞における PD-L1 発現を総合的に検討した項目である

は不適切な可能性がある．そのため，再発時のリキッドバイオプシーなどを用いたバイオマーカー探索が求められる．

PD-L2 は PD-L1 と異なり，主に抗原提示細胞が発現していると考えられていた．近年，PD-L2 に対する抗体が市販されるようになり，頭頸部癌においてもその発現が生存率の低下に寄与することが明らかとなってきた[8]．その発現率は頭頸部癌において 60%以上と高い可能性が示唆されているが[9]，陽性と定義するためのカットオフ値についての解析はほとんどなされておらず今後の検討課題である．PD-L2 の発現には STAT3 や NF-kB を介した PD-L2 遺伝子の転写促進やエピジェネティック制御など多くの因子が寄与しているため，PD-L1 と同様に癌の局在や進行によってその発現が動的に変化することが予測される．

2）頭頸部癌微小環境における免疫チェックポイント分子の役割

癌細胞はその進行につれて周囲の間質(stroma)に存在する細胞に働きかけ，癌の増殖を有利に運んでいく．頭頸部癌を取り巻く癌微小環境において，線維芽細胞や血管，神経[10]，さらに一部の免疫細胞も癌を手助けする形質に変化する(もしくは，癌を手助けする細胞が定着する)．前述したように癌細胞は負の免疫チェックポイント分子を発現することで免疫細胞の賦活化を抑制しているが，この負の免疫チェックポイント分子は元々過剰な免疫応答を制御するための機構であり，癌微小環境の stroma に存在する非癌細胞も負の免疫チェックポイント分子を介して抗腫瘍免疫を抑制している．癌関連線維芽細胞は頭頸部癌，特に HPV 陰性頭頸部癌細胞との培養により PD-L1 の発現を増強する[11]．また，頭頸部癌組織に浸潤している骨髄由来免疫抑制細胞(MDSC)[12]や樹状細胞は，PD-L1 や ICOSL を高発現している[13]．そのため，癌微小環境においては癌細胞のみの PD-L1 発現を検討する TPS では不十分であり，周囲の細胞における PD-L1 発現を同時に測定する CPS(combined positive score)を用いることでより正確な免疫抑制状態を評価できると考えられる(図 2)．

CTLA-4 のリガンドである CD80/86 は一般に抗原提示細胞に発現しており，我々の検討でも頭頸部癌細胞にはわずかにしか発現していない[14]．図1に示したように CD80/86 はその受容体によって，正もしくは負の免疫チェックポイント分子を活性化させるという二面性を有している(正：CD28，負：CTLA-4)．マクロファージなどの抗原提示細胞は頭頸部癌に浸潤した際，CD80の発現がむしろ低下しており[15]，CTLA-4に関してはその受容体であるCD80/86の発現を検索することは免疫チェックポイント阻害薬の有効性に直結しないと推察される．CTLA-4は抑制性T細胞や一部のメモリーT細胞に発現しており[16]，癌細胞やその周囲の浸潤細胞はTGF-βによる抑制性T細胞の誘導やT細胞のアナジーを介してCTLA-4を間接的に活用している．まとめると，癌やその周囲細胞は，① PD-1/PD-L1系を用いて“T細胞”を直接抑制し，② CTLA-4発現T細胞を誘導することで“抗原提示細胞とT細胞の相互作用”を抑制しているといえる．

免疫チェックポイント分子の治療標的としての意義

1．免疫チェックポイント阻害薬の抗腫瘍活性への影響

負の免疫チェックポイント分子からのシグナルはT細胞の免疫活性，ここでは腫瘍特異的T細胞による抗腫瘍活性を低下させる．そのため，免疫チェックポイント分子阻害薬を用いてPD-1/PD-L1系やCTLA-4系を解除すると，T細胞の抗腫瘍活性が増強する．その際に注意を要するのは，免疫チェックポイント阻害薬は腫瘍特異的なT細胞以外にも作用するため免疫関連有害事象(irAE)が起こり得ること，そして抗原性が高い腫瘍でなければそもそもT細胞に認識されないことである．頭頸部癌はヒト乳頭腫ウイルス関連であればウイルスが，タバコ関連であればp53変異が抗原となり得るため，比較的抗原性が高い腫瘍と考えられている．

T細胞が腫瘍を直接認識するためには，MHCによる抗原提示が行われている必要がある．MHCの発現は頭頸部癌が進行するにつれて減弱していき，さらに腫瘍抗原がMHCに提示されるために必要な“タンパクからペプチドへの分解”が頭頸部癌では適切に行われていない可能性がある[17]．一方，腫瘍がうまく抗原提示できていなくても，周りの抗原提示細胞がしっかり機能していれば抗腫瘍CD4 T細胞は十分活性化し，腫瘍周囲で抗原提示細胞を認識してTNFなどを分泌することで，周囲の腫瘍細胞を殺傷するという報告も散見される[18]．さらには上咽頭癌において，HLA発現が低下している腫瘍ではHLA発現腫瘍よりも免疫チェックポイント阻害薬が効いた，という期待に反した報告がされている[19]．その理由の一つとして，免疫チェックポイント阻害薬の抗腫瘍活性がT細胞のみでなく，NK細胞にも依存していることが推察される．NK細胞は主にHLA Class Ⅰの発現が低下した腫瘍を認識する一方で，活性化したNK細胞はPD-1を発現するためPD-1/PD-L1によって抑制される．免疫チェックポイント阻害薬は主に抗腫瘍T細胞を活性化するというのが現在の定説だが，NK細胞などの他の細胞におけるPD-1/PD-L1系がどこまでその作用機序にかかわっているかは明らかとなっていない．以上より，腫瘍がMHCを発現していないから免疫チェックポイント阻害薬が効かないとはいえず，MHCやTapasin，TAPなどの抗原提示／プロセシングに必要なタンパクが免疫チェックポイント阻害薬の高精度なバイオマーカーとは考えられない．

2．免疫チェックポイント阻害薬の臨床成績

免疫チェックポイント阻害薬の有効性は癌腫によって異なる．悪性黒色腫においてはPD-1阻害薬のみで40%以上，PD-1とCTLA-4の共阻害で60%近くの奏効率が報告されている．悪性黒色腫は抗原性の高いメラノサイト由来のタンパクを複数有しており，これが免疫チェックポイント阻害薬による抗腫瘍T細胞の効率的な活性化に寄与していると考えられる．頭頸部癌は抗原性が比較的高い癌腫ではあるものの悪性黒色腫ほどの抗原性は期待できず，免疫チェックポイント阻害薬の臨床効果もその他の癌腫と同様2割前後である．

2016年にFerrisらが報告したニボルマブ(抗

PD-1抗体)による臨床試験(CheckMate 141)が頭頸部癌における免疫チェックポイント阻害薬の嚆矢であり，再発・転移頭頸部癌患者においてこれまでの化学療法に比べて有意に生存率の延長を示した[20]．CheckMate 141のサブグループ解析は多数なされており，アジアにおける2年生存率も延長している[21]．セツキシマブの使用歴にかかわらず，腫瘍のPD-L1陽性率(TPS)が1%以下，もしくは高齢であってもニボルマブは頭頸部癌に有用である．ニボルマブの放射線療法への上乗せ効果は認めなかったが，2023年になってインドから化学療法への上乗せ効果が示された[22]．しかし，この化学療法はメトトレキセートを用いた非標準的な化学療法であり，一般的に用いられるプラチナ系抗がん剤への上乗せ効果は明らかではない．

既に臨床で用いられているもう一つの抗PD-1抗体がペムブロリズマブである．ニボルマブと異なるのは，化学療法(シスプラチン+5-FU)との併用がEXTREMEレジュメ(セツキシマブ+シスプラチン+5-FU)より優位性を示している点である(KEYNOTE-048)[23]．その臨床効果はPD-L1発現(ここではCPS)によって差異を認めており，一般にCPSが高い症例ほど効果が期待されるが，ニボルマブと同様にPD-L1発現が低くても奏効する症例が存在する．さらには，免疫チェックポイント阻害薬の臨床実装以前にも，腫瘍周囲の免疫細胞におけるPD-L1が患者予後と相関しているという報告もされている[24]．そのため，PD-L1の発現自体が患者予後を規定するのか，発現していなくても奏効する症例が存在するなら治療選択のバイオマーカーとして用いることが妥当なのか未だ検討段階である．

イプリムマブ(抗CTLA-4抗体)単剤による頭頸部癌の臨床試験は認めないが，2023年にニボルマブとイプリムマブの併用療法による臨床試験の結果が報告された(CheckMate 651)[25]．この併用療法は悪性黒色腫でそれぞれの単剤よりも有効とされているが，頭頸部癌においてはCPSが20%以上の患者を含めてもEXTREMEレジュメ(セツキシマブ+シスプラチン+5-FU)と同等の奏効率しか示さなかった．よって，現状ではPD-1とCTLA-4の同時阻害は頭頸部癌において有効とはいえない．まとめると，頭頸部癌に奏効する免疫チェックポイント阻害薬はPD-1阻害薬±化学療法であり，その奏効率は2割前後である．

頭頸部癌における
免疫チェックポイント分子の展望

1．新たな治療標的としての免疫チェックポイント分子

癌細胞と癌支持細胞，免疫細胞間には，PD-1/PD-L1系やCTLA-4系以外にも多くの免疫チェックポイント分子が介在している．Tim-3は疲弊化したT細胞に発現することが知られており，頭頸部癌に浸潤しているCD8 T細胞ではTim-3やLAG-3，VISTAが高発現している[26]．我々も，T細胞を刺激するとTim-3やICOSがT細胞表面に発現してくることを確認している(図3，Wakisaka，Kumai，unpublished data)これらの免疫チェックポイント分子はいずれも新規治療標的と考えられており，臨床試験の実施が待たれる．

2．免疫チェックポイント阻害薬を含めた併用療法の開発

これまで，化学放射線療法などへの免疫チェックポイント阻害薬の上乗せ効果は頭頸部癌で示されてこなかった．しかし，基礎実験からは多くの新規治療法が免疫チェックポイント阻害薬とシナジーを形成する可能性が高い．腫瘍特異的なT細胞を誘導するペプチドワクチン療法や樹状細胞ワクチン，サイトカイン療法といった免疫療法では，負の免疫チェックポイントを解除することで爆発的な抗腫瘍効果が期待される(図4)．免疫療法に加えて，エピジェネティック調整による腫瘍のI型インターフェロン発現増加や，分子標的薬による腫瘍血流の正常化，ゲムシタビンやシクロホスファミドといった免疫調整作用がある抗がん剤など，免疫チェックポイント阻害薬との併用療

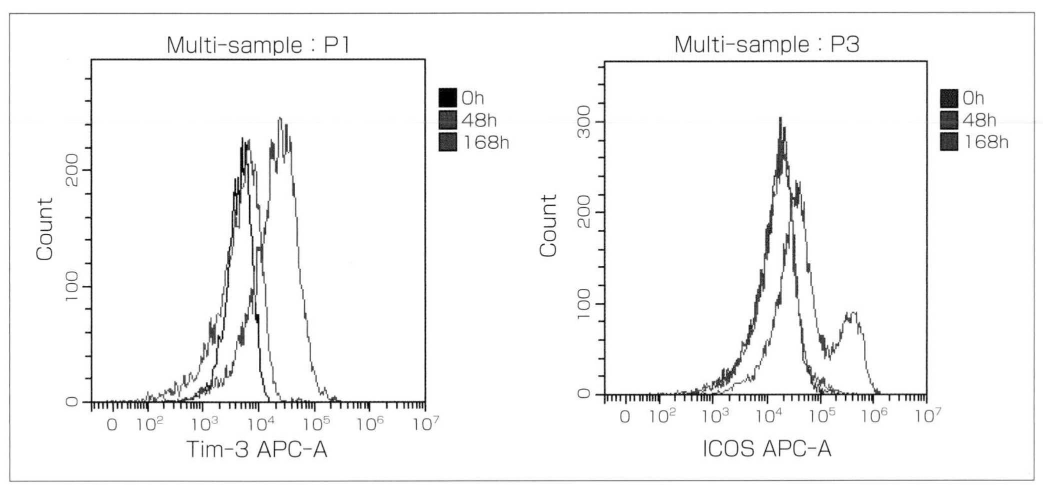

図 3. T 細胞刺激による Tim-3 および ICOS の発現
健常人ドナーから分離した T 細胞を CD3/CD28 で刺激したところ，Tim-3 および ICOS の発現が増加した

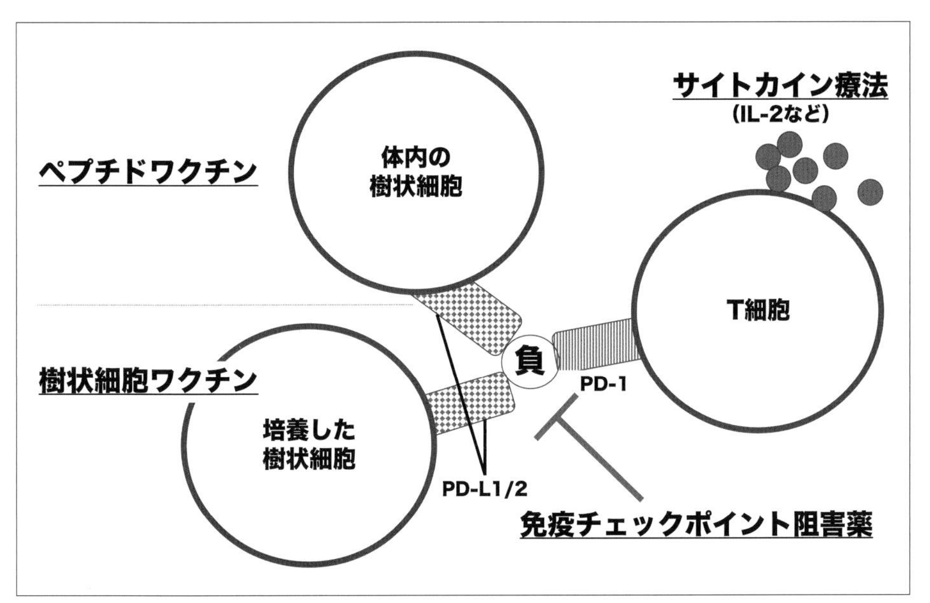

図 4. 免疫チェックポイント阻害薬併用免疫療法の展望
ペプチドワクチンや樹状細胞ワクチン，サイトカイン療法は免疫チェックポイント阻害薬との相乗作用が期待される

法に適した薬剤は多数あり，今後の展開が待ち遠しい．

おわりに

頭頸部癌を取り巻くがん免疫，特に免疫チェックポイント分子の基礎および現状について概説した．分子標的薬や免疫療法の目覚ましい発展により，基礎研究者のみならず臨床医にとってもこれらの薬剤の作用機序や副作用，バイオマーカーを細胞レベルで理解する必要が生じている．頭頸部癌患者に最新の診療を提供するため，今後の分子生物学的・免疫学的な知識のアップデートが臨床家にとって手術の研鑽と同様に欠かせないタスクとなった．本稿が頭頸部癌治療における免疫チェックポイント分子の理解につながれば幸いである．

文 献

1) Sheppard KA, Fitz LJ, Lee JM, et al：PD-1 inhibits T-cell receptor induced phosphorylation of the ZAP70/CD3zeta signalosome and downstream signaling to PKCtheta. FEBS Lett, **574**(1-3)：37-41, 2004.
2) Diskin B, Adam S, Cassini MF, et al：PD-L1 engagement on T cells promotes self-tolerance and suppression of neighboring macrophages and effector T cells in cancer. Nat Immunol, **21**(4)：442-454, 2020.
3) Takehara T, Wakamatsu E, Machiyama H, et al：PD-L2 suppresses T cell signaling via coinhibitory microcluster formation and SHP2 phosphatase recruitment. Commun Biol, **4**(1)：581, 2021.
4) de Ruiter EJ, Mulder FJ, Koomen BM, et al：Comparison of three PD-L1 immunohistochemical assays in head and neck squamous cell carcinoma(HNSCC). Mod Pathol, **34**(6)：1125-1132, 2021.
5) Prince EA, Sanzari JK, Pandya D, et al：Analytical Concordance of PD-L1 Assays Utilizing Antibodies From FDA-Approved Diagnostics in Advanced Cancers：A Systematic Literature Review. JCO Precis Oncol, **5**：953-973, 2021.
6) Yamaki H, Kono M, Wakisaka R, et al：Brachyury-targeted immunotherapy combined with gemcitabine against head and neck cancer. Cancer Immunol Immunother, **72**(8)：2799-2812, 2023.
7) Rasmussen JH, Lelkaitis G, Hakansson K, et al：Intratumor heterogeneity of PD-L1 expression in head and neck squamous cell carcinoma. Br J Cancer, **120**(10)：1003-1006, 2019.
8) Yearley JH, Gibson C, Yu N, et al：PD-L2 Expression in Human Tumors：Relevance to Anti-PD-1 Therapy in Cancer. Clin Cancer Res, **23**(12)：3158-3167, 2017.
9) Qiao Y, Liu C, Zhang X, et al：PD-L2 based immune signature confers poor prognosis in HNSCC. Oncoimmunology, **10**(1)：1947569, 2021.
10) Amit M, Takahashi H, Dragomir MP, et al：Loss of p53 drives neuron reprogramming in head and neck cancer. Nature, **578**(7795)：449-454, 2020.
11) Baruah P, Bullenkamp J, Wilson POG, et al：TLR9 Mediated Tumor-Stroma Interactions in Human Papilloma Virus(HPV)-Positive Head and Neck Squamous Cell Carcinoma Up-Regulate PD-L1 and PD-L2. Front Immunol, **10**：1644, 2019.
12) Mao L, Xiao Y, Yang QC, et al：TIGIT/CD155 blockade enhances anti-PD-L1 therapy in head and neck squamous cell carcinoma by targeting myeloid-derived suppressor cells. Oral Oncol, **121**：105472, 2021.
13) Hoffmann C, Noel F, Grandclaudon M, et al：PD-L1 and ICOSL discriminate human Secretory and Helper dendritic cells in cancer, allergy and autoimmunity. Nat Commun, **13**(1)：1983, 2022.
14) Kumai T, Oikawa K, Aoki N, et al：Tumor-derived TGF-beta and prostaglandin E2 attenuate anti-tumor immune responses in head and neck squamous cell carcinoma treated with EGFR inhibitor. J Transl Med, **12**：265, 2014.
15) Furgiuele S, Descamps G, Cascarano L, et al：Dealing with Macrophage Plasticity to Address Therapeutic Challenges in Head and Neck Cancers. Int J Mol Sci, **23**(12)：3685, 2022.
16) Jago CB, Yates J, Camara NO, et al：Differential expression of CTLA-4 among T cell subsets. Clin Exp Immunol, **136**(3)：463-471, 2004.
17) Brightman SE, Naradikian MS, Thota RR, et al：Tumor cells fail to present MHC-Ⅱ-restricted epitopes derived from oncogenes to $CD4^+$ T cells. JCI Insight, **8**(2)：e165570, 2023.
18) Kruse B, Buzzai AC, Shridhar N, et al：$CD4^+$ T cell-induced inflammatory cell death controls immune-evasive tumours. Nature, **618**(7967)：1033-1040, 2023.
19) Ma BBY, Lim WT, Goh BC, et al：Antitumor Activity of Nivolumab in Recurrent and Metastatic Nasopharyngeal Carcinoma：An International, Multicenter Study of the Mayo Clinic Phase 2 Consortium(NCI-9742). J Clin Oncol, **36**(14)：1412-1418, 2018.
20) Ferris RL, Blumenschein G Jr, Fayette J, et

al : Nivolumab for Recurrent Squamous-Cell Carcinoma of the Head and Neck. N Engl J Med, **375**(19) : 1856-1867, 2016.

Summary PD-1 阻害を頭頸部癌で検討した初めての臨床試験である．TPS を PD-L1 の評価に用いている．

21) Yen CJ, Kiyota N, Hanai N, et al : Two-year follow-up of a randomized phase Ⅲ clinical trial of nivolumab vs. the investigator's choice of therapy in the Asian population for recurrent or metastatic squamous cell carcinoma of the head and neck(CheckMate 141). Head Neck, **42**(10) : 2852-2862, 2020.

22) Patil VM, Noronha V, Menon N, et al : Low-Dose Immunotherapy in Head and Neck Cancer : A Randomized Study. J Clin Oncol, **41**(2) : 222-232, 2023.

23) Burtness B, Harrington KJ, Greil R, et al : Pembrolizumab alone or with chemotherapy versus cetuximab with chemotherapy for recurrent or metastatic squamous cell carcinoma of the head and neck(KEYNOTE-048) : a randomised, open-label, phase 3 study. Lancet, **394**(10212) : 1915-1928, 2019.

Summary PD-1 阻害＋化学療法を頭頸部癌で検討した初めての臨床試験である．CPS を PD-L1 の評価に用いている．

24) Kim HR, Ha SJ, Hong MH, et al : PD-L1 expression on immune cells, but not on tumor cells, is a favorable prognostic factor for head and neck cancer patients. Sci Rep, **6** : 36956, 2016.

25) Haddad RI, Harrington K, Tahara M, et al : Nivolumab Plus Ipilimumab Versus EXTREME Regimen as First-Line Treatment for Recurrent/Metastatic Squamous Cell Carcinoma of the Head and Neck : The Final Results of CheckMate 651. J Clin Oncol, **41**(12) : 2166-2180, 2023.

Summary ニボルマブとイピリムマブの併用を頭頸部癌で検討した初めての臨床試験である．有用性は示せなかった．

26) Wuerdemann N, Putz K, Eckel H, et al : LAG-3, TIM-3 and VISTA Expression on Tumor-Infiltrating Lymphocytes in Oropharyngeal Squamous Cell Carcinoma-Potential Biomarkers for Targeted Therapy Concepts. Int J Mol Sci, **22**(1) : 379, 2020.

MB ENT, 292：63-68, 2024

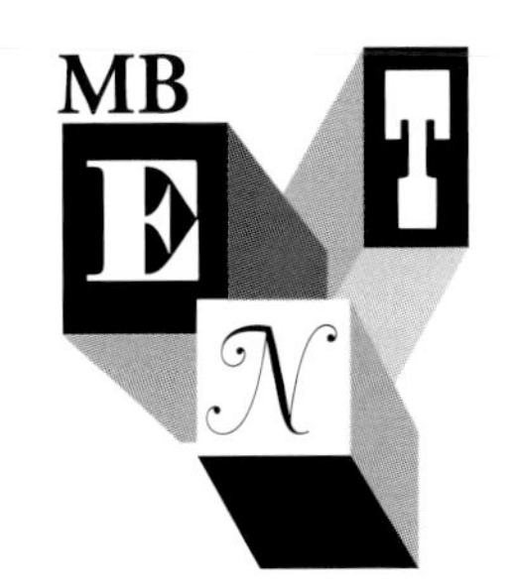

◆特集・知っておくべきアレルギー・免疫の知識

頭頸部がん微小環境と腫瘍免疫

辻川敬裕*

Abstract 頭頸部がんは，免疫系と密接にかかわるがんであり，免疫チェックポイント阻害薬などの免疫療法が有効な治療法として普及してきた．しかし，免疫療法に対する反応性は個人差が大きいため，より効果的な新規治療や組み合わせを開発するためには，頭頸部がんの免疫的性質や免疫逃避機構をさらに解明し，新たな治療標的や戦略を探索する必要がある．本稿では，頭頸部がんの免疫的性質と免疫逃避機構についての知見を紹介し，免疫抑制的ながん微小環境の解除戦略について考察した．具体的には，① がん組織内の免疫細胞，② 間質細胞や血管新生，③ がん細胞をそれぞれ標的とした治療法について述べた．今後の基礎・臨床研究の進展により，頭頸部がんの免疫治療のさらなる発展が期待される．

Key words がん微小環境(tumor microenvironment)，腫瘍免疫(cancer immunity)，免疫チェックポイント阻害薬(immune checkpoint inhibitor)，HPV(human papilloma virus)，がん不均一性(tumor heterogeneity)

はじめに

頭頸部がんを含む多くのがんは微小環境という腫瘍内の局所的な細胞の特性や分布によって性質が異なり，個々のがんの進行や治療効果に大きな影響を受けていることが知られる[1]．がん微小環境には，がん細胞以外の様々な免疫細胞や細胞外基質，血管や間質細胞などが含まれており，がん細胞の増殖，侵襲，転移，免疫応答，治療抵抗性に関与している．

免疫チェックポイント阻害薬が再発転移性頭頸部がんに有効であることが示され，プラチナ製剤抵抗性腫瘍に対してニボルマブが[2]，プラチナ製剤感受性腫瘍に対してはペムブロリズマブ単剤または化学療法の併用が全生存期間を延長することが報告され[3]，免疫療法が普及してきた．現在進行中の複数の臨床試験において，免疫療法をより早い段階で術前治療に用いる可能性や，新規薬剤との併用効果も検討されており，免疫療法を軸として頭頸部がん治療のパラダイムシフトが起こりつつある．より効果的な治療を実現するためには，頭頸部がんの免疫的性質を理解することが重要である．本稿では，がん微小環境が抗腫瘍免疫応答を抑制する機序とがん微小環境改善のための戦略について考察する．

頭頸部における生理的な免疫抑制機構とがんの進行への関与

口腔や咽頭は外部からの異物と接触する境界部であり，物理的な機能だけでなく，免疫系による防御機構も担っている．Waldeyer 咽頭輪などの二次リンパ組織は，異物に対する迅速な免疫反応を引き起こすが，同時に，粘膜や皮膚などの非自己抗原と頻繁に接する組織では，過剰な免疫反応や自己免疫を抑制する機構も存在する．たとえば，口蓋扁桃の扁桃陰窩では，免疫逃避機構に関与する programmed cell death ligand-1(PD-L1)が生理的に高発現しており[4]，また免疫抑制的な

* Tsujikawa Takahiro，〒602-8566 京都府京都市上京区河原町通広小路上る梶井町 465 京都府立医科大学耳鼻咽喉科・頭頸部外科学教室，学内講師

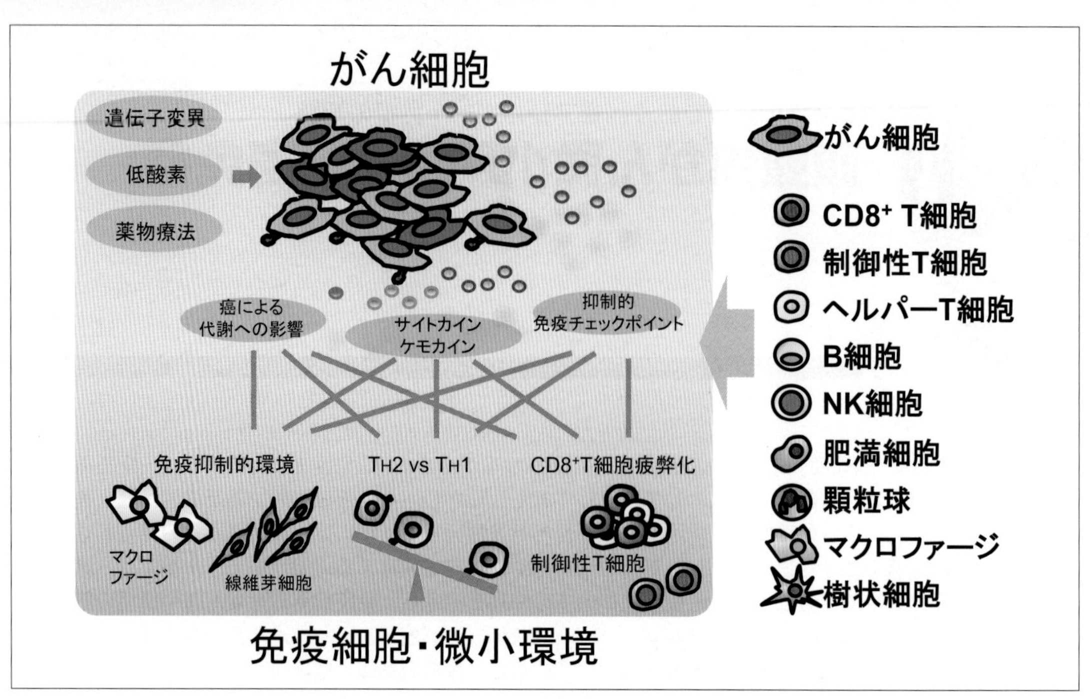

図 1. がんと免疫から形成されるがん微小環境

マクロファージが口腔内や頸部リンパ節に多く存在している[5]．これらは，非自己抗原と接触する頭頸部領域において過剰な免疫反応を抑える生理的な制御機構を果たしている可能性が高い．一方で，この免疫抑制機構は免疫逃避を通じて，発がんやがんの進展に利用される可能性がある．実際に，喫煙や飲酒などの外的因子や HPV から発生した頭頸部がん細胞は，発がんから進行，浸潤，転移の過程で免疫抑制や免疫逃避機構を活用して増殖することが多くの研究で示され，がん免疫編集として知られている[6]．特に，HPV 陽性中咽頭癌の発生母地は，PD-L1 高発現の扁桃陰窩が多いことから，頭頸部がんの発生・進展においては，がん細胞由来だけでなく，頭頸部組織固有の生理的な免疫抑制機構も重要な役割を果たしている可能性がある[4]．PD-L1 以外にもがんには多くの免疫逃避機構が備わっており，初期の抗腫瘍免疫を回避したがん細胞が増殖し，免疫抑制的ながん微小環境を構築することで発がんに至ることが知られている(図 1)．

頭頸部がんにおける免疫的がん微小環境

免疫系は本来，自己と非自己を識別し，異物や感染体を排除する役割を果たし，創傷治癒や悪性腫瘍などの外的・内的な組織損傷への組織修復にも貢献している(図 2)．頭頸部がんの発がんや進行，抗腫瘍効果にも免疫機構が関与し，これまでの基礎研究と臨床的知見から，がん組織内の免疫細胞の頻度，割合，分布，機能が治療感受性や抵抗性とかかわることが示されている[7)8]．

がん免疫逃避には，リンパ球系，骨髄系免疫細胞や線維芽細胞などのがん微小環境の成分が関与している．たとえば，マクロファージや好中球などの骨髄系免疫細胞は，通常は抗腫瘍活性を有するが，がん微小環境内で M2 型マクロファージや N2 型好中球に分化し，腫瘍増殖や血管新生を促進し，T 細胞や NK 細胞などの効果的な免疫細胞の機能を抑制する[1]．また，線維芽細胞は TME 内で活性化されてがん関連線維芽細胞(CAF)に変化し，腫瘍細胞と相互作用して腫瘍進展や転移を促進し，がん組織の構造を変化させ抗腫瘍免疫細胞の浸潤を阻害する[9]．骨髄系免疫細胞や線維芽細胞は正常な創傷治癒機転では外的異物を除去した後に過剰な免疫応答を制御し，組織を再構築して組織修復に寄与するが，慢性炎症状態のがん微小環境では骨髄系免疫細胞や線維芽細胞が免疫抑

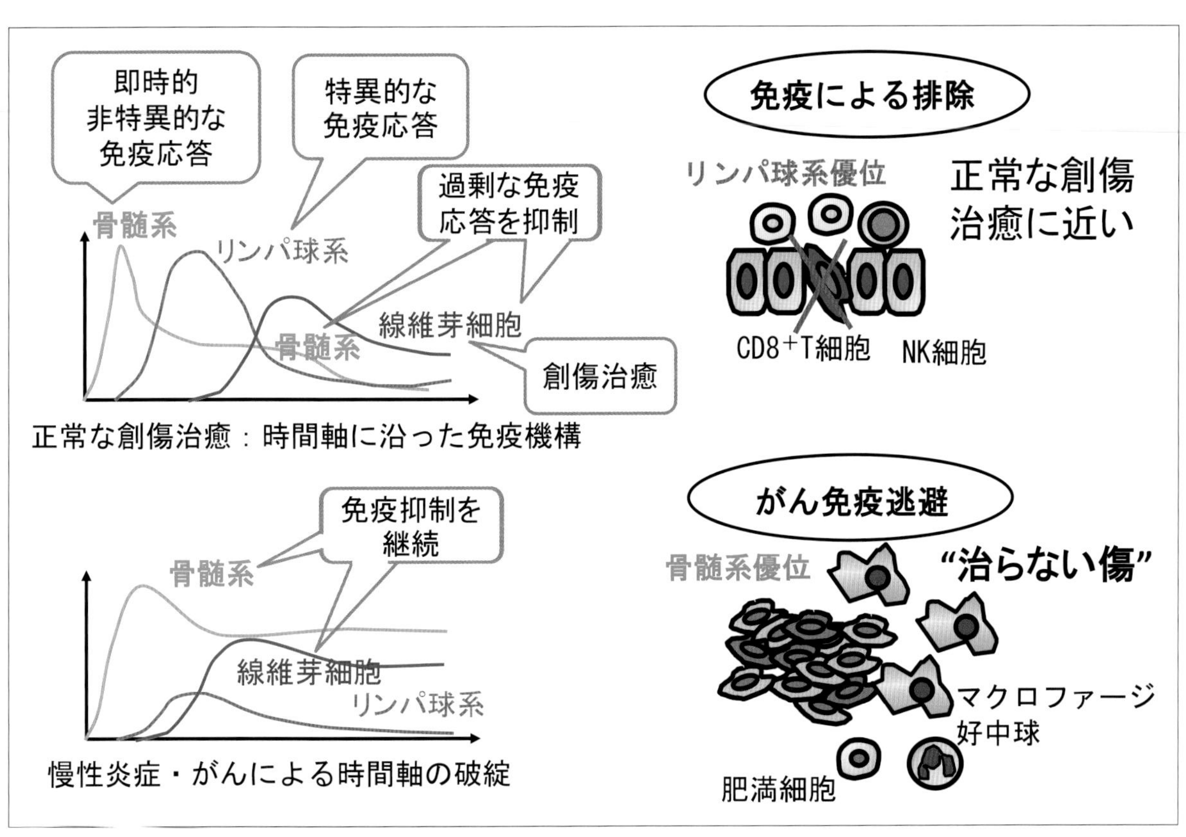

図 2. 発がんと進行に関与する慢性炎症と抑制的ながん微小環境

制的に組織の再構築を行い，がんの進行に寄与していると考えられる[10)11)]（図 2）.

さらに，がん細胞自身も clonal evolution により免疫から逃避することが知られる．Clonal evolution とは，がん細胞が突然変異やエピジェネティックな変化により遺伝的多様性を生み出し，自然選択によりもっとも適応したクローンが優勢になる現象である．この過程で，がん細胞は MHC（major histocompatibility complex）分子の発現低下や抗原提示能の喪失などの変化を起こし，免疫系から逃避することが示されている[12)]．加えて，がん細胞から分泌されるサイトカインや成長因子などの因子は，がん微小環境内で血管新生や神経機構の調節を行い，T 細胞が働きにくい微小環境に改変し，T 細胞の浸潤や活性化を抑制することが示されている[13)14)]（図 1）．以上のように，頭頸部がんは免疫系と多面的にかかわっており，がん細胞に有利な微小環境を構築して免疫逃避を達成している．

頭頸部がんによる
免疫抑制的がん微小環境の解除戦略

免疫療法の普及に伴い免疫抑制的ながん微小環境の解除は重要な戦略となっている．がん微小環境を改善するための標的として，① がん組織内の免疫細胞，② 間質細胞や血管新生，③ がん細胞が考えられる．

1．がん微小環境内の免疫細胞の調節

がん微小環境内の免疫細胞を調節して，腫瘍細胞による免疫抑制を克服する戦略として，新規免疫チェックポイント阻害薬，mRNA を用いたがん抗原ワクチン，T 細胞輸注療法，遺伝子改変 T 細胞などの新規免疫療法が開発されている．

その中でも新規免疫チェックポイント阻害薬である LAG-3（lymphocyte activation gene-3）は有望な候補である．LAG-3 は主に T 細胞上に発現する免疫チェックポイントであり，リガンドである MHC クラス II 分子と結合することで，T 細胞の活性化や増殖を抑制する[15)]．LAG-3 阻害薬であ

るレラトリマブとニボルマブとの併用はニボルマブ単剤に比べて転移性または切除不能な悪性黒色腫患者において有意に無増悪生存期間を延長し[15]，頭頸部がんに対しても術前治療の第Ⅱ相試験で有望な結果が得られている[16]．

前項でも述べたように，骨髄系免疫細胞は免疫細胞の機能を抑制し，腫瘍増殖を促進するため，骨髄系免疫細胞は有望な治療標的である．骨髄系免疫細胞を標的にした戦略には，免疫抑制的なマクロファージの形質転換を図る治療や腫瘍局所への集積を阻害する方法がある．ホスホイノシチド3-キナーゼγ(PI3Kγ)は骨髄系免疫細胞の免疫抑制的な特性への変化に重要な役割を果たすシグナル伝達物質であり，その阻害薬はM2型マクロファージの数や機能を減少させることが報告され[17][18]，頭頸部がんを含む様々ながんに対してPI3Kγ阻害薬と抗PD-1抗体の併用療法の臨床試験が行われている[19]．

2．がん微小環境を形成する間質細胞や血管新生の制御

がん微小環境内の血管新生や間質細胞もがんの進行に深く関与するため，重要な治療標的となる．間質細胞と腫瘍細胞との間の相互作用を仲介するシグナル伝達経路，成長因子および細胞外基質を阻害する薬剤を用いる戦略が考慮される．細胞外基質を標的とした臨床試験はこれまで成果を示せていない一方，近年，ナノ粒子化により腫瘍内への薬理学的分布を高めた薬剤を局所投与することで，腫瘍内の微小環境を改善する戦略が前臨床モデルで検証されている[20]．

血管新生を阻害する薬剤としては，血管内皮細胞増殖因子(VEGF)やその受容体を標的とするものが多く開発されている．レンバチニブは血管内皮細胞増殖因子受容体(VEGFR)や線維芽細胞増殖因子受容体(FGFR)などのチロシンキナーゼ阻害薬で，甲状腺癌や肝細胞癌などで単剤または他の分子標的薬と併用して使用されている．レンバチニブと抗PD-1抗体との併用が子宮体癌，肝細胞癌で承認され，頭頸部がんに対しても臨床試験が進行中で，第Ⅱ相試験では有望な結果が得られている[21]．

3．がん細胞の免疫抑制的形質の解除

がん細胞はシグナル異常により免疫抑制的なサイトカイン・ケモカインの放出や，PD-L1などの抑制的因子の発現により免疫抑制的な微小環境を構築する[22]．そのため，がん細胞のシグナル異常を標的にする分子標的薬の中には免疫調節作用を有する薬剤も報告されている．たとえば，セツキシマブは上皮成長因子受容体(EGFR)を阻害するだけでなく，抗体依存性細胞傷害活性により免疫細胞を通じたがん細胞除去を行うほか，がん抗原の放出による抗腫瘍免疫の惹起性も有することが報告されている[23]．さらに，頭頸部アルミノックス治療に用いられる抗体-光感受性物質複合体であるセツキシマブサロタロカンナトリウムにも前臨床研究にてがん細胞への免疫応答を誘導することが示されている[24]．

化学療法や放射線治療などの既存の治療によってもがん免疫環境が変化することが知られている．化学療法は，がん細胞を殺傷するだけでなく，がん抗原を放出することにより抗原提示細胞を通じて特異的T細胞を活性化し，免疫応答を誘導することがある．たとえば，タキサン製剤はフルオロウラシル製剤に比べ，抗原惹起性が高いことが報告されている[25]．化学放射線治療との併用効果が第Ⅱ相試験で示されたIAP阻害薬であるゼビナパントにもNF-κB経路を通じた免疫調節作用が報告されている[26]．

これらの戦略は相互に排他的ではなく，相乗効果を得るために組み合わせることができる．しかし，頭頸部がん微小環境には不均一性，変動性があるため，これらの組み合わせの戦略を最適化し，各患者に合わせて個別化するために克服する必要がある．

最後に

頭頸部がんは，免疫と密接にかかわっており，がん細胞は免疫逃避機構を利用して発生・進展す

るとともに，免疫抑制的ながん微小環境を形成して治療抵抗性を獲得する．現在，普及してきた免疫チェックポイント阻害薬をより効果的に各種治療と組み合わせるためには，頭頸部がんの免疫的性質や免疫逃避機構をさらに解明し，新たな治療標的や戦略を探索する必要がある．さらに，免疫的がん微小環境における治療感受性や抵抗性を決める要因を予測・評価することは患者の層別化や個別化治療に向けた課題である．今後の研究によりがん微小環境の特性の解明とそれに対応した個別的な治療法の開発が求められている．

文　献

1）Palucka AK, Coussens LM：The basis of onco-immunology. Cell, **164**：1233-1247, 2016.
Summary　免疫的微小環境の構成要素と治療介入について詳述されている．
2）Ferris RL, Blumenschein Jr G, Fayette J, et al：Nivolumab for recurrent squamous-cell carcinoma of the head and neck. N Engl J Med, **375**：1856-1867, 2016.
3）Burtness B, Harrington KJ, Greil R, et al：Pembrolizumab alone or with chemotherapy versus cetuximab with chemotherapy for recurrent or metastatic squamous cell carcinoma of the head and neck（KEYNOTE-048）：a randomised, open-label, phase 3 study. Lancet, **394**：1915-1928, 2019.
4）Lyford-Pike S, Peng S, Young GD, et al：Evidence for a role of the PD-1：PD-L1 pathway in immune resistance of HPV-associated head and neck squamous cell carcinoma. Cancer Res, **73**：1733-1741, 2013.
Summary　扁桃陰窩における PD-L1 発現と HPV 陽性中咽頭癌の免疫的特性が解析された．
5）辻川敬裕，平野　滋：がん免疫からみた頭頸部癌の特徴．JOHNS, **36**：434-436, 2020.
6）Dunn GP, Bruce AT, Ikeda H, et al：Cancer immunoediting：from immunosurveillance to tumor escape. Nat Immunol, **3**：991-998, 2020.
7）Tsujikawa T, Kumar S, Borkar RN, et al：Quantitative multiplex immunohistochemistry reveals myeloid-inflamed tumor-immune complexity associated with poor prognosis. Cell Rep, **19**：203-217, 2017.
8）Tsujikawa T, Mitsuda J, Ogi H, et al：Prognostic significance of spatial immune profiles in human solid cancers. Cancer Sci, **111**：3426-3434, 2020.
9）高橋秀行，坂倉浩一，近松一朗：頭頸部扁平上皮癌のがん微小環境における癌関連線維芽細胞の役割．耳鼻免疫アレルギー，211-219, 2016.
10）Sundaram GM, Quah S, Sampath P：Cancer：the dark side of wound healing. FEBS J, **285**：4516-4534, 2018.
11）Hua Y, Bergers G：Tumors vs. chronic wounds：an immune cell's perspective. Front Immunol, **10**：2178, 2019.
12）Garcia-Lora A, Algarra I, Garrido F：MHC class Ⅰ antigens, immune surveillance, and tumor immune escape. J Cell Physiol, **195**：346-355, 2003.
13）Binnewies M, Roberts EW, Kersten K, et al：Understanding the tumor immune microenvironment（TIME）for effective therapy. Nat Med, **24**：541-550, 2018.
14）Amit M, Takahashi H, Dragomir MP, et al：Loss of p53 drives neuron reprogramming in head and neck cancer. Nature, **578**：449-454, 2020.
15）Tawbi HA, Schadendorf D, Lipson EJ, et al：Relatlimab and nivolumab versus nivolumab in untreated advanced melanoma. N Engl J Med, **386**：24-34, 2022.
16）Ferris RL, Gooding WE, Chiosea SI, et al：Neoadjuvant nivolumab alone or in combination with relatlimab or ipilimumab in resectable head and neck squamous cell carcinoma（HNSCC）. J Clin Oncol, **41**(16)：6018, 2023.
17）Kaneda MM, Messer KS, Ralainirina N, et al：PI3Kγ is a molecular switch that controls immune suppression. Nature, **539**：437-442, 2016.
18）Takahashi H, Varner JA, Chikamatsu K：Tumor-associated macrophages：From basic research to clinical applications. J Immunol Allergy Infect Otorhinolaryngol [Internet]. Japan Society of Immunology, Allergology and Infection in Otorhinolaryngology；**1**：27-33, 2021.

19) Sullivan RJ, Hong DS, Tolcher AW, et al : Initial results from first-in-human study of IPI-549, a tumor macrophage-targeting agent, combined with nivolumab in advanced solid tumors. Am Soc Clin Oncol, **36** : 3013, 2018.

20) Zhang Y, Dong P, Yang L : The role of nanotherapy in head and neck squamous cell carcinoma by targeting tumor microenvironment. Front Immunol, **14** : 1189323, 2023.

21) Taylor MH, Lee CH, Makker V, et al : Phase Ⅰ B/Ⅱ trial of lenvatinib plus pembrolizumab in patients with advanced renal cell carcinoma, endometrial cancer, and other selected advanced solid tumors. J Clin Oncol, **38** : 1154-1163, 2020.

22) Kawakami Y, Yaguchi T, Sumimoto H, et al : Roles of signaling pathways in cancer cells and immune cells in generation of immunosuppressive tumor-associated microenvironments. The Tumor Immunoenvironment : 307-323, 2013.

23) Pozzi C, Cuomo A, Spadoni I, et al : The EGFR-specific antibody cetuximab combined with chemotherapy triggers immunogenic cell death. Nat Med, **22** : 624-631, 2016.

24) Kobayashi H, Choyke PL : Near-infrared photoimmunotherapy of cancer. Acc Chem Res, **52** : 2332-2339, 2019.

25) Galluzzi L, Humeau J, Buqué A, et al : Immunostimulation with chemotherapy in the era of immune checkpoint inhibitors. Nat Rev Clin Oncol, **17** : 725-741, 2020.

26) Ferris RL, Harrington K, Schoenfeld JD, et al : Inhibiting the inhibitors : Development of the IAP inhibitor xevinapant for the treatment of locally advanced squamous cell carcinoma of the head and neck. Cancer Treat Rev, **113** : 102492, 2023.

MB ENT, 292：69-79, 2024

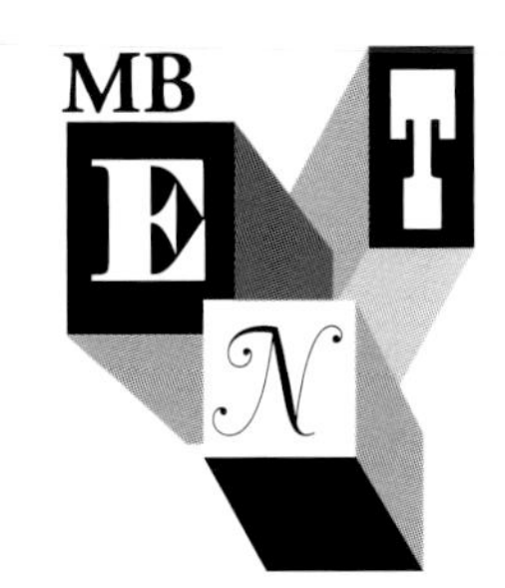

◆特集・知っておくべきアレルギー・免疫の知識

腸内細菌叢と免疫

神谷知憲[*1]　大谷直子[*2]

Abstract　ヒトの腸内には500～1,000種類ほど，数にして40兆個以上の腸内細菌が存在するといわれている．腸内細菌は栄養素を産生したり，病原体の感染防御に役立つなど，宿主とよい関係性で共生し，宿主の生体恒常性維持に役立っている．近年，次世代シーケンサーによる大量のシーケンシング技術の発達により，菌のDNA解析が進み，様々な病態で腸内細菌叢の変化が生じていることがわかってきた．腸内細菌叢のdysbiosisにより，腸管免疫を含む宿主の免疫反応の乱れが生じ，宿主の病態発症につながることがある．近年，炎症性腸疾患などの消化管疾患だけでなく，肥満，非アルコール性脂肪肝炎など，腸から離れた様々な遠隔臓器の疾患・病態において腸内細菌叢のdysbiosisとの関連が報告されている．腸内細菌は周囲の免疫細胞へ影響を及ぼすが，それは多くの場合，菌体そのものの成分や腸内細菌が産生する代謝物質を介することが報告されている．本稿では，特に研究が進んでいる腸内細菌と炎症性腸疾患とのかかわりや，筆者が専門としている腸肝軸を介する肝疾患への影響を重点的に紹介する．

Key words　Th17細胞(T helper 17 cell)，Treg細胞(regulatory T cell)，短鎖脂肪酸(short-chain fatty acids：SCFA)，二次胆汁酸(secondary bile acid)，腸肝軸(gut-liver axis)

はじめに

ヒトの腸内には500～1,000種類ほど，数にして40兆個以上の腸内細菌が存在するといわれている．腸内細菌は栄養素を産生したり，病原体の感染防御に役立つなど，宿主とよい関係性で共生し，宿主の生体恒常性維持に役立っている．近年，次世代シーケンサーによる大量のシーケンシング技術の発達により，腸内細菌を単離できなくても，菌に由来するDNAの塩基配列の解析により菌を分類できるようになってきた．その結果，様々な病態で腸内細菌叢の変化が生じていることがわかってきた．なんらかの原因で，もとの腸内細菌叢の構成が変化し，菌叢同士のバランスが崩れた状態をdysbiosisと呼ぶが，dysbiosisにより，腸管免疫を含む宿主の免疫反応の乱れが生じ，宿主の生体機能に影響を及ぼす場合がある．近年，炎症性腸疾患や過敏性腸症候群などの消化管疾患だけでなく，肥満，非アルコール性脂肪肝炎，多発性硬化症，パーキンソン病，関節リウマチ，自閉症など，様々な疾患において腸内細菌叢のdysbiosisとの関連が報告されている[1]．腸内細菌は周囲の免疫細胞へ影響を及ぼすが，それは多くの場合，菌体そのものの成分や腸内細菌が産生する代謝物質を介することが報告されている(表1)．本稿では，Th17細胞やTreg細胞など，各種機能性免疫細胞を誘導することが知られる腸内細菌と免疫のかかわりについて，特に研究が進んでいる腸内細菌と炎症性腸疾患や，筆者が専門としている腸肝軸を介する肝疾患への影響を重点的に，近年明らかになってきた興味深い知見を紹介する．

*1 Kamiya Tomonori，〒545-8585 大阪府大阪市阿倍野区旭町1-4-3　大阪公立大学大学院医学研究科病態生理学，助教
*2 Ohtani Naoko，同，教授

表 1. 腸内細菌による免疫細胞への影響

	腸内細菌	細菌の働きなど（代謝物，構成物）	細胞（宿主）の反応	宿主免疫反応への影響	影響のあ臓器（文献
(A)	SFB →		→腸管上皮細胞 ↓ SAA → Th17 細胞 / 樹状細胞 → IL-1β → 腸管上皮細胞	Th17 細胞の分化誘導	腸管(2～
(B)	乳酸菌 → *Lactobacillus reuteri* など	→ トリプトファン代謝物（インドール-3-乳酸/酢酸など）	⊣ Th17 細胞	Th17 細胞の分化抑制	腸管(7)
(C)	*Klebsiella pneumoniae* → *Proteus mirabilis* *Enterococcus gallinarum*	→ 6 型分泌装置 →	腸管上皮細胞の破壊 → 腸間膜リンパ節 バクテリアルトランスロケーション	・Th17 細胞の分化誘導 ・原発性硬化性胆管炎の発症	肝臓(10
(D)	*Clostridium ramosum* → クロストリジウム属クラスター XⅣa	→ 短鎖脂肪酸 →	制御性 T 細胞 { ヒストンアセチル化 GPR43 GPR109a	制御性 T 細胞の分化・活性化誘導	腸管（11，12，1 14，15）
(E)	*Clostridium scindens* *Clostridium hiranonis* *Clostridium hylemonae* グラム陽性菌 →	} 二次胆汁酸 → → リポタイコ酸 →	肝星細胞 TLR2 → 肝星細胞	・肝星細胞の細胞老化 ・SASP 誘導 ・肥満誘導性肝がんの促進	肝臓（27，28，2
(F)	*Eggerthella lenta* → *Odoribacteraceae* spp. *Parabacteroides merdae*	→ 3-oxoLCA, isoLCA → } isoalloLCA	RORγt 阻害 ⊣ Th17 細胞	・RORγt の転写活性抑制 ・Th17 細胞の活性化抑制	腸管（16，17
(G)	乳酸菌など	{ 乳酸 ピルビン酸 }	GPR31 → CX3CR1$^+$ マクロファージ	・樹状細胞の抗原取り込み能力の増加 ・病原性細菌に対する抵抗性増加	腸管(19
(H)	大腸菌 →	リゾホスファチジルセリン(LysoPS) →	P2Y10 → Th1 細胞	・Th1 細胞の活性促進 ・クローン病の増悪化	腸管(20
(I)	グラム陰性菌 →	リポポリサッカライド →	TLR4 → 胚中心 B 細胞	・胚中心 B 細胞の細胞老化 ・IgA 産生量・多様性の低下 ・加齢による腸内細菌叢の変化	腸管(24

(A) SFB(segmented filamentous bacteria)が腸管上皮細胞から SAA(serum amyloid A)の分泌を誘導し，SAA により Th17 細胞の分化が導される．また，SAA は樹状細胞からの IL-1β 産生を促進し，IL-1β が腸管上皮細胞に作用することで，さらに SAA 分泌が誘導され

(B) *Lactobacillus reuteri* などの乳酸菌が産生するトリプトファン代謝物は Th17 細胞の分化を抑制する

(C) 原発性硬化性胆管炎(PSC)患者の腸内には *Klebsiella pneumoniae*，*Proteus mirabilis*，*Enterococcus gallinarum* が多く存在し，*pneumoniae* の保有する 6 型分泌装置により腸管上皮細胞を傷害し，腸間膜リンパ節へバクテリアルトランスロケーションを誘発る．腸間膜リンパ節内で Th17 細胞の分化・活性化された結果，PSC が発症する

(D) *Clostridium ramosum* を含むクロストリジウム属クラスター XⅣa は，短鎖脂肪酸を産生し，制御性 T 細胞のヒストンアセチル化 GPR43，GPR109a に作用し，分化・活性化を誘導する

(E) *Clostridium scindens*，*Clostridium hiranonis*，*Clostridium hylemonae* は二次胆汁酸を産生し，二次胆汁酸は肝臓の肝星細胞の細胞化を誘導する．グラム陽性菌の細胞壁構成成分であるリポタイコ酸は細胞老化した肝星細胞上の TLR2 に作用し SASP 因子を放出さる

(F) *Eggerthella lenta* は 3-oxoLCA や isoLCA を産生し，*Odoribacteraceae* spp. や *Parabacteroides merdae* はさらに isoalloLCA に代謝る．これらの胆汁酸は Th17 細胞内の転写制御因子である RORγt に結合し，Th17 細胞の活性化を抑制する

(G) 乳酸菌などの腸内細菌により産生された乳酸，ピルビン酸は腸管内の CX3CR1 陽性マクロファージの GPR31 に結合し，抗原取り込能を促進する．その結果，病原性細菌に対する抵抗性が亢進する

(H) クローン病患者の腸内では，リゾリン脂質をリゾホスファチジルセリン(LysoPS)に代謝する大腸菌がおり，LysoPS は P2Y10 受容を介して Th1 細胞の活性化を促進する

(I) 加齢に伴い腸内ではグラム陰性菌が増加する．グラム陰性菌の細胞壁構成成分であるリポポリサッカライドは，腸内の胚中心 B 細胞 TLR4 に作用し活性化を促すが，最終的に細胞老化に至る．細胞老化した胚中心 B 細胞は，IgA の多様性・産生量が低下し，腸内細叢が変化する，といった加齢に伴う免疫-腸内細菌叢変化は相互作用している

Th17 細胞に影響する腸内細菌

Th17 細胞は病原体の感染防御に重要なヘルパー T 細胞であるが，一方でその過剰な反応は炎症性腸疾患(クローン病，潰瘍性大腸炎)や原発性硬化性胆管炎，他の自己免疫疾患の病態にも深くかかわっていることが近年明らかになっており，腸内細菌叢との関連が注目されている.

マウスの腸内常在細菌の一種であるセグメント細菌(segmented filamentous bacteria：SFB)は，多くの動物種で小腸，特に回腸末端に生息する菌種であることが知られている．SFB は粘液溶解遺伝子をもち，粘液バリアを通過して上皮内層に付着することができるが，病原体とは異なり，上皮層に侵入することはない．また，SFB の上皮接着は宿主特異性をもち，宿主以外の生物の腸管上皮には接着しないとされている[2]．興味深いことに，SFB は Th17 細胞を誘導することが報告された[2]．SFB の接着はまた，血清アミロイド A タンパク質(SAA)の発現誘導とも関連している[2)〜5)]．SAA は腸管の粘膜固有層の CD11c^{+}細胞を活性化して IL-1β を産生させ，それが腸管上皮細胞を刺激してより多くの SAA を分泌させるという，ポジティブ・フィードバックループを形成する．慶應義塾大学の本田賢也らは無菌マウスに健常人および潰瘍性大腸炎患者の糞便を定着させることでマウスの大腸粘膜に Th17 細胞が誘導されることを報告した．また，これらのマウスの腸内細菌を解析し，Th17 細胞の誘導にかかわる 20 種のヒト腸内細菌を同定した．このことから，ヒトの腸管にも SFB と同様に Th17 細胞を誘導し腸管炎症を引き起こす腸内細菌が存在することが示された(表 1)[2]．

超低炭水化物・高脂肪のケトン食の摂取によって蓄積されるケトン体は，Th17 細胞の頻度を低下させることが知られている[6]．逆に，高塩分食は Th17 細胞の分化を促進する[7]．これは，乳酸菌種の減少と，それに伴う腸内のインドール-3-乳酸やインドール-3-酢酸などの Th17 細胞抑制性トリプトファン代謝物レベルの低下によると考えられている[7]．高塩分条件はまた，nuclear factor of activated T cells 5(NFAT5)と SGK1(serum and glucocorticoid-regulated kinase 1)を直接活性化し，Th17 細胞の分化を促進する[8)9)]．

また，慶應義塾大学の金井隆典，中本伸宏らのグループは，難治性疾患である原発性硬化性胆管炎(primary sclerosing cholangitis：PSC)患者の便中に，肝臓内の Th17 細胞の活性化を引き起こす 3 種類の腸内細菌，*Klebsiella pneumoniae*, *Proteus mirabilis*, *Enterococcus gallinarum* が高確率で存在することを，PSC 患者の糞便を移植したモデルマウスの腸間膜リンパ節における菌解析から単離・同定した[10]．この 3 菌はいずれも PSC 患者の便中に高い頻度で存在しており，特に *Klebsiella pneumoniae* は 18 人の患者のうち 17 人で検出され，健常者，潰瘍性大腸炎，他の自己免疫性肝疾患の患者と比べて非常に高率であったことが報告されている．中でも *Klebsiella pneumoniae* は大腸の上皮に穴を開け腸管バリアを破壊し，腸管の外にあるリンパ節に移行(バクテリアルトランスロケーション)し，肝臓内の過剰な免疫応答を誘導することが示された．さらに，同マウス肝臓で起こる Th17 細胞の免疫反応は，抗菌薬によるクレブシエラ菌の排除により 30％程度までに減弱することが示され，腸内細菌を標的とする治療法の可能性も示された(表 1)[10]．

制御性 T 細胞を誘導する腸内細菌

制御性 T 細胞(regulatory T Cells, treg cells)は，過剰な免疫反応を抑える機能をもつ抑制性免疫細胞であり，免疫寛容の成立や免疫細胞の恒常性の維持に必要である．Treg 細胞は通常転写因子 Foxp3 が陽性であり，これがマスターレギュレーター転写因子でありマーカーとして使用される．腸など末梢に存在する pTreg(以前は iTreg と呼ばれていた)と胸腺由来の tTreg 細胞(Helios and Neuropilin-1 が陽性で，以前は nTreg と呼ばれていた)に大きく分類される．Treg 細胞は抑制性分子 CTLA-4 を構成的に細胞表面に発現しており，IL-10，IL-35，TGF-βの産生を介して，抗原特異的T細胞を含めT細胞全般を阻害することができる．

慶應義塾大学の本田賢也らのグループは，ヒト健常者の糞便の解析から，芽胞形成性クロストリジウム属のクラスターXIVaを含む17種の腸内細菌種によって，Treg細胞が誘導され，腸炎を抑制する可能性を報告した[11]．クロストリジウムの中では，クロストリジウム・ラモサム(*Clostridium ramosum*)単独で大腸の制御性T細胞を誘導できることが示されている(表1)[12]．

腸内細菌が産生する短鎖脂肪酸は制御性T細胞を誘導する

前述のように，クロストリジウム属の菌がTreg細胞を誘導する能力があることが明らかになったが，そのメカニズムは不明なままであった．この課題に対して理化学研究所の大野博司らのグループは，腸内細菌が産生する短鎖脂肪酸(short-chain fatty acids：SCFA)がTreg細胞を誘導することを報告した．多くの腸内細菌は食物繊維を短鎖脂肪酸に発酵させる能力がある．腸炎のマウスモデルでは，短鎖脂肪酸の中でも，特に酪酸がTreg細胞の数と相関性があったことから注目した．酪酸はヒストン脱アセチル化酵素阻害薬として作用し，Foxp3遺伝子の発現制御領域の非コード配列1(CNS1)に結合するヒストンのアセチル化を促進することによりオープンクロマチン化し，Foxp3の発現をエピジェネティックに増強する．その結果，Treg細胞が増加することが示された[13]．短鎖脂肪酸はまた，免疫細胞上のGPR43やGPR109aといったGタンパク質共役型受容体を介してシグナルを伝達し，$Foxp3^{+}$ Tregの分化を促進し腸炎を抑制することが報告されている(表1)[14)15]．

腸内細菌が産生する特殊な二次胆汁酸はTh17細胞の活性化を阻害する

胆汁酸は宿主と腸内細菌叢，両方の代謝によって産生されるステロイド骨格をもつ化合物であり，一次胆汁酸は宿主の肝臓における複数の酵素反応により，コレステロールから産生される．肝臓ではヒトの場合，主にコール酸とケノデオキシコール酸の2つの一次胆汁酸が産生される．一方，二次胆汁酸は腸内細菌叢の代謝によって産生される．肝臓で抱合された修飾部位が脱抱合されたのち，7α-デヒドロキシラーゼを発現する*Clostridium*や*Eubacterium*などの菌属により，7α脱水酸化反応が起こり，2つの二次胆汁酸，3α-モノ水酸化胆汁酸(ケノデオキシコール酸から生じるリトコール酸)，そして3α-，12α-水酸化胆汁酸(コール酸から生じるデオキシコール酸)が産生される．*Clostridium scindens*や*Clostridium hylemonae*などのごく一部の腸内細菌は，完全な7α-デヒドロキシル化経路の遺伝子(baiオペロン)をもつことが知られる．さらに，いくつかの菌種は，baiオペロンの有無にかかわらず，酸化反応やエピマー化反応を仲介して，oxo・iso・allo型の胆汁酸を生産することができる．たとえば，*Eggerthella lenta*は，3α-ヒドロキシステロイドデヒドロゲナーゼ(3α-HSDH)の作用により，DCAとLCAからそれぞれ3-oxoDCAと3-oxoLCAを生成することができる．*E. lenta*はまた，3β-HSDHの作用により，3-oxoDCAと3-oxoLCAをそれぞれisoDCAとisoLCAに変換することができる．*Odoribacteraceae* spp.や*Parabacteroides merdae*などのバクテロイデス属は，二次胆汁酸からではなく，5α-レダクターゼと3β-HSDHの作用により，3-oxo-Δ^{4}-LCAからisoalloLCAを合成する．非常に興味深いことに，これらの特殊な修飾を受けた二次胆汁酸は，Th17細胞の活性化も制御する．特に，3-oxoLCAとisoLCAは，RORγtへの直接結合を介して，その転写活性を抑制し，Th17細胞の活性化を阻害することが示された(図1)[16]．ヒトのコホート研究においても，マサチューセッツ総合病院で行われた前向き研究(MGH，PRISM)[17]では，炎症性腸疾患(IBD)を認めるIBDコホート群とIBDを認め

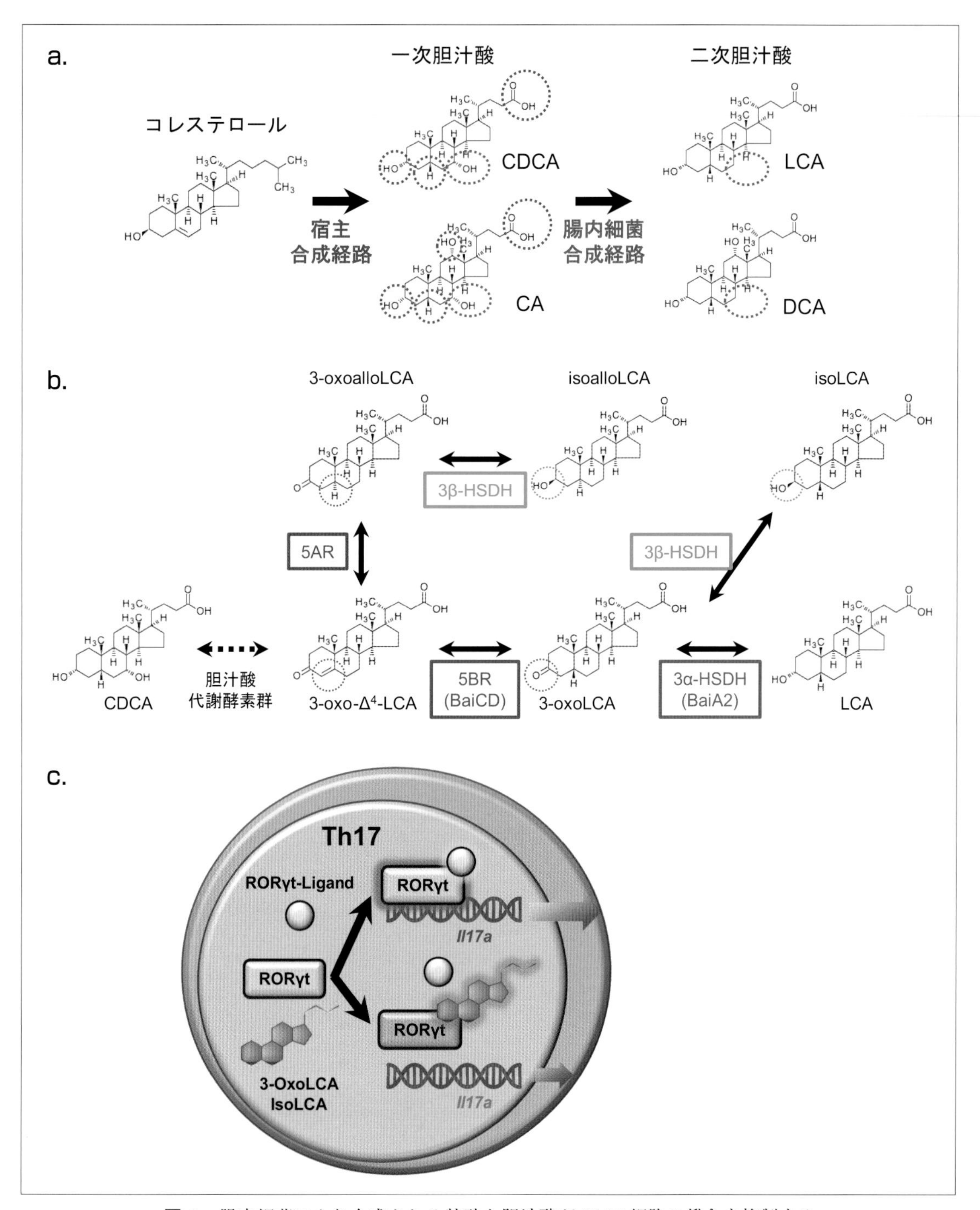

図 1. 腸内細菌により合成される特殊な胆汁酸が Th17 細胞の働きを抑制する

a：一次胆汁酸は肝臓における連続的な酵素反応により，コレステロールから産生される．ヒトの場合，主にコール酸(CA)とケノデオキシコール酸(CDCA)の 2 つの一次胆汁酸が産生される．そして，腸内細菌が保有する複数の胆汁酸合成酵素群により，一次胆汁酸から二次胆汁酸であるデオキシコール酸(DCA)やリトコール酸(LCA)が合成される

b：ヒトの腸内に生息する腸内細菌により，一次胆汁酸である CDCA が胆汁酸代謝酵素群や，ステロイド骨格に対する代謝酵素により特殊な胆汁酸が合成される．5AR：5α-reductase，5BR：5β-reductase，3α-HSDH：3α-hydroxysteroid dehydrogenase，3β-HSDH：3β-hydroxysteroid dehydrogenase

c：3-oxoLCA，isoLCA は，Th17 細胞内に存在する RORγt に競合し，RORγt の転写活性を抑制することで，*Il17a* の発現を抑制する

ないコントロール群の糞便サンプルの比較では，3-オキソリトコール酸とイソリトコール酸のレベルが，IBDのクローン病患者で減少していることが確認された(表1)．さらに興味深いことに，Th17細胞への分化を抑えるこれらの特殊なリトコール酸は，ヒトの百寿者の腸内で多いことが報告された．このことは，腸炎を抑制するような二次胆汁酸が長寿と関係する可能性を示している[18]．

他の菌代謝物と腸管免疫

大阪大学の竹田潔らのグループは，乳酸菌などが産生する代謝物，乳酸やピルビン酸が自然免疫細胞である小腸の$CX3CR1^{+}$マクロファージのGPR31に直接作用し，病原性細菌に対する認識能を高め，病原微生物に対する抵抗性が増加することをNature誌に報告した[19]．また，同グループは，クローン病患者の腸内容物の代謝物解析から，多い代謝物としてリゾリン脂質の一種であるリゾホスファチジルセリン(LysoPS)が増加していることを見出した．クローン病患者の腸管ではLysoPSを産生する酵素ホスホリパーゼAをコードする遺伝子をもつ大腸菌が増えていることもわかった．LysoPSは受容体P2Y10を介して獲得免疫細胞であるTh1細胞を活性化し，腸管炎症を重症化させるため，LysoPS-P2Y10受容体シグナル経路の制御がクローン病の治療につながることが期待される(表1)[20]．

ポリアミンによるT細胞制御

ポリアミン(プトレシン，スペルミン，スペルミジン)は消化管内に豊富に存在し，T細胞の制御に関与しており，近年，抗腫瘍作用や抗老化作用が注目されている．ポリアミンは食品としての経口摂取，腸内細菌による産生のほか，生体内でもオルニチンから生合成される．スペルミジンは，特定のリジン残基をヒプシン化する．ヒプシン化されたeIF5Aはミトコンドリア分子の発現を促進し，TCAサイクルに依存したエネルギー代謝を促進するが，ポリアミン-ヒプシン経路が欠如すると，ヒストンアセチル化の変化とエピジェネティックなリモデリングが広範囲に起こり，CD4 T細胞の分化が乱れ，マウスは腸炎を起こすことが報告された[21]．このことは，ポリアミンを使ったヒプシン化によるeIF5Aの活性化がCD4T細胞の正しい分化に重要な役割を果たしていることを示している．

さらに最近，スペルミジンが，ヘルパーT細胞だけでなく，CD8 T細胞の活性，すなわち抗腫瘍免疫の活性化(若返り)に寄与すると報告された[22]．この研究は，老齢マウスでは免疫チェックポイント阻害薬(immune-check point inhibitors：ICI)の効果が低いが，スペルミジンの併用で，ICIの効果が劇的によくなるという発見から始まった．この研究では，スペルミジンにより，ミトコンドリアにおけるβ酸化が活性化され，疲弊T細胞が減少することが明らかになった．さらに詳細を調べると，β酸化の律速酵素がスペルミジンによりヒプシン化し，活性化することが新規に明らかになった．このように，スペルミジンは，T細胞の活性を制御することが多く示されている．

腸内細菌とIgA

腸管の免疫細胞は，パイエル板などの腸管関連リンパ組織(gut associated lymphoid tissue：GALT)や，腸管粘膜固有層および腸管上皮などに分布し，それぞれ存在する種類や機能が異なっている．パイエル板はリンパ組織であり，抗原に曝露されていないナイーブT細胞やB細胞が多く存在する．組織学的にはリンパ濾胞と濾胞間領域などの構造を有し，リンパ濾胞では胚中心においてB細胞がIgM産生性のものからIgA産生性のものへクラススイッチされる．腸におけるT細胞依存性のIgA誘導は，微生物叢を形成する重要なメカニズムの一つである．腸粘膜で微生物に曝露されると，IgA陽性形質細胞が生成される．IgA陽性形質細胞は反応性に優れ，各細菌の表面抗原に特異的なIgAが形成される．

理化学研究所の大野博司らのグループは，短鎖脂肪酸のうち，酢酸を付加したセルロースにより，IgA 産生細胞や IgA 分泌量が増加すること，また IgA の腸内細菌に対する結合率も増加していることを見出した．酢酸セルロース投与マウスの IgA は *Enterobacterales* 目に属する大腸菌など病原性細菌に結合する傾向があることがわかった．この酢酸による病原菌特異的 IgA 誘導は，T 細胞依存的であることが明らかになった[23]．

また最近，大阪大学の原英二らのグループは，加齢で腸内細菌叢が変化するメカニズムを IgA の観点から明らかにした[24]．腸の胚中心 B 細胞は，常在細菌に継続的に曝露されることにより，加齢に伴い腸の細胞老化が生じ，これにより腸内細菌を標的とする IgA 抗体の産生量と多様性の両方が減少し，その結果，加齢マウスにおける腸内細菌叢の組成が変化することをつきとめた．この研究結果から，腸内細菌叢と胚中心 B 細胞の間に IgA を介したクロストークが存在することが明らかになった(表 1)．

肥満により変化する腸内細菌関連因子がかかわる肝がんの進展

本項目では，腸肝軸を介して，腸内細菌による代謝物や菌体成分そのものが肝臓に送り込まれ，肝臓の微小環境をがん促進的微小環境の方向に変化させるという筆者らの知見について紹介する．

1．腸管バリアの脆弱化による腸内細菌関連因子の肝移行

腸管バリアの脆弱化は，飲酒や長期にわたる高脂肪食摂取などにより生じることが知られている．腸管バリアの脆弱化が生じると，腸内細菌由来物質が肝臓に移行し，肝臓において MAMPs や PAMPs(microbial- or pathogen-associated molecular patterns)による炎症シグナルが活性化され，肝臓における慢性炎症や肝細胞がんの発症に寄与する可能性がある．実際にヒトの慢性脂肪肝や脂肪性肝炎の患者では，リポ多糖類(lipopolysaccharide：LPS)を供給する大腸菌が腸で増加している．さらに，このような腸内バリアの機能不全により，門脈を介した腸内細菌由来物質の肝臓への蓄積だけでなく，肝臓を経由して腸内細菌由来物質が全身性に増加することが知られている．

2．LPS と炎症・がん

グラム陰性菌の外膜成分である LPS は，腸内細菌叢由来の MAMPs および PAMPs としてもっともよく研究されている．LPS はリピッド A と呼ばれる脂質に，多分子の糖からなる糖鎖が結合した構造をとる．リピッド A の構造の違いによっても，炎症惹起の強度が変わることが報告されている．LPS はその自然免疫受容体 TLR4 に認識され，NF-kB を活性化し，炎症促進作用を誘発する．腸内細菌叢由来の LPS が関与する肝がんとして線維化背景の肝がん[25]や胆管がん[26]が報告されている．

3．LTA/TLR2 経路による SASP 誘導と肝がん

筆者らのグループは，新生仔マウスに 1 回だけ化学発がん物質 DMBA を塗布後，高脂肪食を 30 週間摂取させる高脂肪食誘導肝発がんモデルを開発した[27]．これらのマウスは，30 週間後にはほぼすべて肝がんを発症し，その組織型は線維化が少ないタイプのヒト NASH 関連肝がんと類似している．この DMBA＋高脂肪食誘導肝発がんモデルマウスの肝臓の類洞にはリポタイコ酸(LTA)が著しく蓄積しており，抗生剤投与でその蓄積が減ることから，この LTA は高脂肪食摂取によって増加したグラム陽性腸内細菌に由来することがわかった．

また，上記した長期にわたる高脂肪食の摂取により増加したグラム陽性腸内細菌から，二次胆汁酸のデオキシコール酸(deoxycholic acid：DCA)が，通常の数倍多く産生されることが示された．つまり，肝がん微小環境において，DCA と LTA が増加していることになる．この両者(DCA と LTA)の増加は，プロスタグランジン産生の律速酵素である COX-2 の発現，ならびに DCA により細胞老化を起こした肝星細胞における細胞老化随伴分泌現象(senescence-associated secretory phenotype：SASP)を助長し，SASP 因子の産生

を相乗的に増加させることがわかった．このとき，LTAのレセプターであるTLR2の発現も上昇しており，肝臓におけるDCAとLTA両者の蓄積がTLR2シグナル経路をさらに促進するポジティブ・フィードバックループを強く活性化することを示唆している．この状況で発現上昇しているCOX-2によるプロスタグランジンE_2(PGE_2)産生は抗腫瘍免疫を抑制しており，肝がんの進展を促進している可能性も示唆された．COX-2の過剰発現とPGE_2の過剰産生はヒトNASH関連肝がんでも観察され，このメカニズムがヒトの肝がんの進展にも関与している可能性があることが示唆された[28]．

さらに最近筆者らは，脂肪肝に蓄積したLTAがトリガーとなり，肝星細胞でガスダーミンDが切断されN末端の切断体が検出されることを見出した．ガスダーミンDはがん微小環境の細胞老化した肝星細胞で高発現しており，SASP因子のIL-33とIL-1βが，切断されたガスダーミンDのN末端により形成される小孔から放出されることが明らかになった．ガスダーミンDのN末端切断体による小孔が形成されると，パイロトーシスという細胞死の一種が促進されることが知られている．しかし，老化した肝星細胞では，細胞膜上で小孔が形成されても，パイロトーシス細胞死は非常に生じにくく，パイロトーシスに抵抗性が生じていることが明らかになった．老化細胞でパイロトーシスが生じにくいことは，老化細胞からのSASP因子の放出が続くことを示唆しており，SASP現象が持続するメカニズムの一つと考えられる．放出されたIL-33は，その受容体ST2を発現するTreg細胞に作用し，Treg細胞は活性化され，その結果，抗腫瘍免疫が抑制され，高脂肪食摂取による肥満関連肝がんが進行していくことが明らかになった(図2)．

ヒトのNASH肝がんの腫瘍部に存在する肝星細胞において，ガスダーミンDのN末端切断体の特異的抗体を用いて調べたところ，確かに切断体が認められた．このことから，マウスモデルで検証したこれらの知見は，ヒトのNASH肝がんの一部においても同様に働いている可能性が示唆された．最後に，ガスダーミンDのN末端切断体による小孔の阻害薬をこの高脂肪食誘導性肝がんモデルマウスに投与したところ，肝腫瘍形成が有意に抑制された．これらの結果から，ガスダーミンDによる小孔形成の阻害や，放出されたIL-33が作用するST2を発現するTreg細胞の阻害は，肝がんの予防や治療の標的として使用できる可能性がある(表1)[29]．

腸内細菌と抗腫瘍免疫

最後に，最近，非常に注目されている腸内細菌と抗腫瘍免疫の関連について述べる．先行的に主に悪性黒色腫で研究されているが，今後，様々ながんでこの機構が確認され利用される可能性がある．抗腫瘍効果を活性化する免疫チェックポイント阻害薬として，免疫抑制性分子，PD-1やそのリガンドPD-L1，またCTLA-4などに対する抗体が，実臨床でも使用されている．しかし，すべてのがん症例でこの免疫チェックポイント阻害薬の効果があるわけではなく，また，重篤な副作用にも気をつけなければならない．最近，ある種の腸内細菌が，抗腫瘍免疫力を高め，これらの免疫チェックポイント阻害薬の働きを助けるように作用することが報告された．免疫チェックポイント阻害薬の効果があった悪性黒色腫の患者では，*Ruminococaceae* 属が有意に増えており[30]，大腸がん，非小細胞肺がんなど，上皮性のがんではAkkermansia種の腸内細菌が増えていることがわかった[31]．無菌マウスに，免疫チェックポイント阻害薬が有効であった悪性黒色腫患者由来の腸内細菌を移植(糞便移植，fecal microbiota transplantation：FMT)すると，抗腫瘍免疫が活性化し，有意に良好な抗腫瘍効果が観察された[30]．さらに最近，2つの臨床試験で，抗PD-1抗体抵抗性悪性黒色腫患者において，免疫チェックポイント阻害薬が有効であった悪性黒色腫患者由来のFMTに加えて，免疫チェックポイント阻害薬の

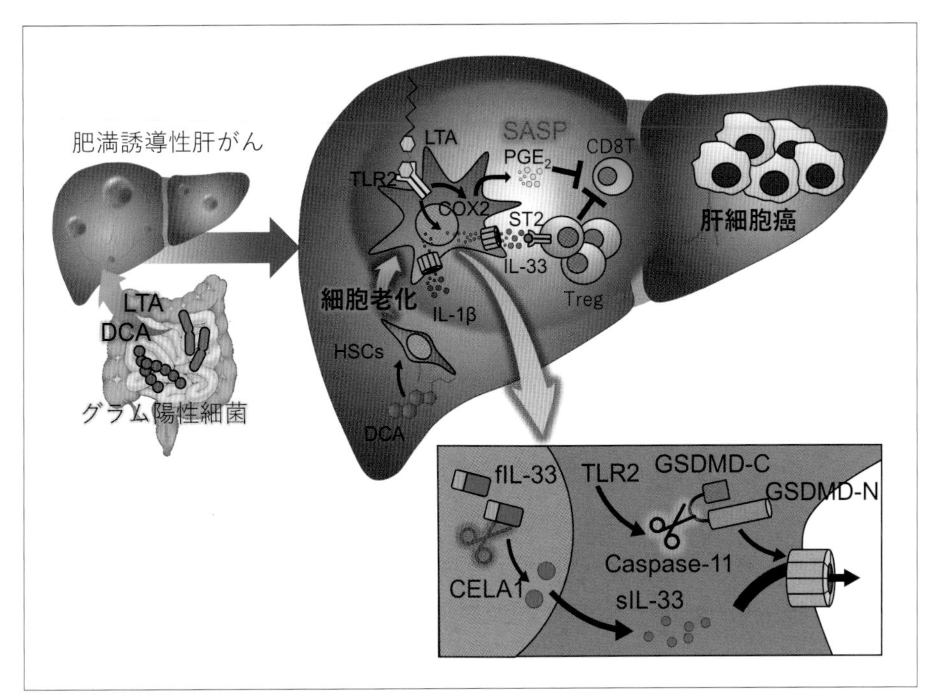

図 2. 腸内細菌関連物質により肥満誘導性肝がんのがん微小環境が形成される
クロストリジウム属の腸内細菌がデオキシコール酸(DCA)を産生し，グラム陽性菌由来のTLR2のリガンドであるリポタイコ酸(LTA)とともに肝臓に到達する．DCAは肝星細胞の細胞老化を誘導し，LTA-TLR2を介してCOX2を活性化させ，PGE_2の産生を誘導する(細胞老化随伴分泌現象：SASP)．また，TLR2刺激により活性化されたCaspase-11は，ガスダーミンD(GSDMD)を切断し，切断体であるN末端が細胞表面に小孔を形成し，SASP因子として細胞内のIL-33を細胞外に放出する．しかし，老化肝星細胞の場合，GSDMD-N末端による小孔形成が総じてもパイロトーシス細胞死は生じにくい．そして，制御性T細胞(Treg)表面上の受容体ST2を介してIL-33が作用し，Tregの作用を活性化する．PGE_2，Tregともに抗腫瘍免疫の働きを抑制し，最終的に腫瘍を促進するがん微小環境が形成される

再投与の安全性と実現可能性が評価された．ある研究では，10人の患者のうち3人[32]，また別の研究では，15人の患者のうち6人に有効性がみられた[33]．特に，FMTによる治療は，$CD8^+$ T細胞活性化の増加を含む抗腫瘍性変化をもたらした．これらの結果は，免疫チェックポイント阻害薬に対する耐性が生じても腸内微生物叢を変えることによって，それを克服できることを示唆している．このような現象が起きるメカニズムであるが，最近の研究では，FMTが免疫チェックポイント阻害薬に対する応答に影響を与えるのは，おそらく腸内細菌がアジュバントとして機能するためではないかと考えられている．ある種のエンテロコッカスのムロペプチド(リポタイコ酸の一種)が免疫チェックポイント阻害薬の効果を高めることが示唆されている[34]．

おわりに

以上，腸内細菌の免疫へのかかわりについて概説してきたが，最近の知見を含めると，腸内細菌の代謝物を含めたかなり詳細なメカニズムまで明らかになってきているという印象である．腸炎に関する腸内細菌研究については，日本は国際的にみてもトップレベルであり，非常に層が厚く緻密な研究が進められており，本稿でも日本発の研究を多く紹介させていただいた．筆者らが専門として解析している，腸肝軸を介した腸内細菌の肝臓への影響については，まだ未開拓な部分も残っている．腸内細菌の臓器連関を介した各臓器への作用についても，さらなる研究が進むことを期待する．

文 献

1) Ivanov II, Tuganbaev T, Skelly AN, et al：T Cell Responses to the Microbiota. Annu Rev Immunol, **40**：559–587, 2022.

2) Atarashi K, Tanoue T, Ando M, et al：Th17 Cell Induction by Adhesion of Microbes to Intestinal Epithelial Cells. Cell, **163**：367–380, 2015.

3) Ivanov II, Atarashi K, Manel N, et al：Induction of intestinal Th17 cells by segmented filamentous bacteria. Cell, **139**：485–498, 2009.

Summary 腸管内に存在するリンパ球(Th17細胞)の分化誘導に常在細菌が直接関与していたことが初めて明らかにされた研究であり，腸内細菌による宿主免疫応答への影響を示した先駆け研究である．

4) Sano T, Huang W, Hall JA, et al：An IL-23R/IL-22 Circuit Regulates Epithelial Serum Amyloid A to Promote Local Effector Th17 Responses. Cell, **164**：324, 2016.

5) Lee JY, Hall JA, Kroehling L, et al：Serum Amyloid A Proteins Induce Pathogenic Th17 Cells and Promote Inflammatory Disease. Cell, **183**：2036–2039, 2020.

6) Ang QY, Alexander M, Newman JC, et al：Ketogenic Diets Alter the Gut Microbiome Resulting in Decreased Intestinal Th17 Cells. Cell, **181**：1263–1275, 2020.

7) Wilck N, Matus MG, Kearney SM, et al：Salt-responsive gut commensal modulates T_H17 axis and disease. Nature, **551**：585–589, 2017.

8) Kleinewietfeld M, Manzel A, Titze J, et al：Sodium chloride drives autoimmune disease by the induction of pathogenic T_H17 cells. Nature, **496**：518–522, 2013.

9) Wu C, Yosef N, Thalhamer T, et al：Induction of pathogenic T_H17 cells by inducible salt-sensing kinase SGK1. Nature, **496**：513–517, 2013.

10) Nakamoto N, Sasaki N, Aoki R, et al：Gut pathobionts underlie intestinal barrier dysfunction and liver T helper 17 cell immune response in primary sclerosing cholangitis. Nat Microbiol, **4**：492–503, 2019.

11) Atarashi K, Tanoue T, Oshima K, et al：Treg induction by a rationally selected mixture of Clostridia strains from the human microbiota. Nature, **500**：232–236, 2013.

Summary 腸内細菌により制御性T細胞の分化が誘導され，炎症抑制効果が発揮されたことが明らかになった．その後の研究から，腸内細菌代謝物の中でも最重要物質である短鎖脂肪酸が制御性T細胞の分化・活性化を誘導していたことが明らかとなった．

12) Sefik E, Geva-Zatorsky N, Oh S, et al：MUCOSAL IMMUNOLOGY. Individual intestinal symbionts induce a distinct population of $ROR\gamma^{+}$ regulatory T cells. Science, **349**：993–997, 2015.

13) Furusawa Y, Obata Y, Fukuda S, et al：Commensal microbe-derived butyrate induces the differentiation of colonic regulatory T cells. Nature, **504**：446–450, 2013.

14) Tan J, McKenzie C, Vuillermin PJ, et al：Dietary Fiber and Bacterial SCFA Enhance Oral Tolerance and Protect against Food Allergy through Diverse Cellular Pathways. Cell Rep, **15**：2809–2824, 2016.

15) Singh N, Gurav A, Sivaprakasam S, et al：Activation of Gpr109a, receptor for niacin and the commensal metabolite butyrate, suppresses colonic inflammation and carcinogenesis. Immunity, **40**：128–139, 2014.

16) Paik D, Yao L, Zhang Y, et al：Human gut bacteria produce T_H17-modulating bile acid metabolites. Nature, **603**：907–912, 2022.

17) Franzosa EA, Sirota-Madi A, Avila-Pacheco J, et al：Gut microbiome structure and metabolic activity in inflammatory bowel disease. Nat Microbiol, **4**：293–305, 2019.

18) Sato Y, Atarashi K, Plichta DR, et al：Novel bile acid biosynthetic pathways are enriched in the microbiome of centenarians. Nature, **599**：458–464, 2021.

19) Morita N, Umemoto E, Fujita S, et al：GPR31-dependent dendrite protrusion of intestinal $CX3CR1^{+}$ cells by bacterial metabolites. Nature, **566**：110–114, 2019.

20) Yokoi T, Murakami M, Kihara T, et al：Identification of a unique subset of tissue-resident memory $CD4^{+}$ T cells in Crohn's disease. Proc Natl Acad Sci U S A, **120**：e2204269120, 2023.

21) Puleston DJ, Baixauli F, Sanin DE, et al：Polyamine metabolism is a central determinant of

helper T cell lineage fidelity. Cell, **184**：4186-4202, 2021.
22) Al-Habsi M, Chamoto K, Matsumoto K, et al：Spermidine activates mitochondrial trifunctional protein and improves antitumor immunity in mice. Science, **378**：eabj3510, 2022.
23) Takeuchi T, Miyauchi E, Kanaya T, et al：Acetate differentially regulates IgA reactivity to commensal bacteria. Nature, **595**：560-564, 2021.
24) Kawamoto S, Uemura K, Hori N, et al：Bacterial induction of B cell senescence promotes age-related changes in the gut microbiota. Nat Cell Biol, **25**：865-876, 2023.
25) Dapito DH, Mencin A, Gwak GY, et al：Promotion of Hepatocellular Carcinoma by the Intestinal Microbiota and TLR4. Cancer Cell, **21**：504-516, 2012.
26) Zhang Q, Ma C, Duan Y, et al：Gut Microbiome Directs Hepatocytes to Recruit MDSCs and Promote Cholangiocarcinoma. Cancer Discov, **11**：1248-1267, 2021.
27) Yoshimoto S, Loo TM, Atarashi K, et al：Obesity-induced gut microbial metabolite promotes liver cancer through senescence secretome. Nature, **499**：97-101, 2013.
Summary 肥満により変動した腸内細菌叢が産生するデオキシコール酸が腸肝循環によって肝がん微小環境を変化させるという，腸内細菌叢が他臓器である肝臓での発がんに関与していたことを初めて証明した研究となった．
28) Loo TM, Kamachi F, Watanabe Y, et al：Gut Microbiota Promotes Obesity-Associated Liver Cancer through PGE_2-Mediated Suppression of Antitumor Immunity. Cancer Discov, **7**：522-538, 2017.
Summary 肥満により増加したグラム陽性腸内細菌由来のリポタイコ酸が，肝臓に移行して肝星細胞に作用し，抗腫瘍免疫を抑制する PGE_2の産生を促し，微小環境を変化させることを示した．
29) Yamagishi R, Kamachi F, Nakamura M, et al：Gasdermin D-mediated release of IL-33 from senescent hepatic stellate cells promotes obesity-associated hepatocellular carcinoma. Sci Immunol, **7**：eabl7209, 2022.
Summary グラム陽性腸内細菌由来のリポタイコ酸が，肝臓に移行して肝星細胞に作用し，ガスダーミンＤのＮ末端により形成される小孔形成を促し，そこからIL-33やIL-1βの放出がなされることを示した．
30) Gopalakrishnan V, Spencer CN, Nezi L, et al：Gut microbiome modulates response to anti-PD-1 immunotherapy in melanoma patients. Science, **359**：97-103, 2018.
31) Routy B, Le Chatelier E, Derosa L, et al：Gut microbiome influences efficacy of PD-1-based immunotherapy against epithelial tumors. Science, **359**：91-97, 2018.
32) Baruch EN, Youngster I, Ben-Betzalel G, et al：Fecal microbiota transplant promotes response in immunotherapy-refractory melanoma patients. Science, **371**：602-609, 2021.
33) Davar D, Dzutsev AK, McCulloch JA, et al：Fecal microbiota transplant overcomes resistance to anti-PD-1 therapy in melanoma patients. Science, **371**：595-602, 2021.
34) Griffin ME, Espinosa J, Becker JL, et al：Enterococcus peptidoglycan remodeling promotes checkpoint inhibitor cancer immunotherapy. Science, **373**：1040-1046, 2021.

FAXによる注文・住所変更届け

改定：2015年1月

毎度ご購読いただきましてありがとうございます.

読者の皆様方に小社の本をより確実にお届けさせていただくために，FAXでのご注文・住所変更届けを受けつけております．この機会に是非ご利用ください.

◈ご利用方法

FAX専用注文書･住所変更届けは，そのまま切り離してFAX用紙としてご利用ください．また，注文の場合手続き終了後，ご購入商品と郵便振替用紙を同封してお送りいたします．**代金が5,000円をこえる場合，代金引換便とさせて頂きます**．その他，申し込み・変更届けの方法は電話，郵便はがきも同様です.

◈代金引換について

本の代金が5,000円をこえる場合，代金引換とさせて頂きます．配達員が商品をお届けした際に，現金またはクレジットカード･デビットカードにて代金を配達員にお支払い下さい(本の代金＋消費税＋送料)．(※年間定期購読と同時に5,000円をこえるご注文を頂いた場合は代金引換とはなりません．郵便振替用紙を同封して発送いたします．代金後払いという形になります．送料は定期購読を含むご注文の場合は頂きません)

◈年間定期購読のお申し込みについて

年間定期購読は，1年分を前金で頂いておりますため，代金引換とはなりません．郵便振替用紙を本と同封または別送いたします．送料無料，また何月号からでもお申込み頂けます.

毎年末，次年度定期購読のご案内をお送りいたしますので，定期購読更新のお手間が非常に少なく済みます.

◈住所変更届けについて

年間購読をお申し込みされております方は，その期間中お届け先が変更します際，必ずご連絡下さいますようよろしくお願い致します.

◈取消，変更について

取消，変更につきましては，お早めにFAX，お電話でお知らせ下さい.

返品は，原則として受けつけておりませんが，返品の場合の郵送料はお客様負担とさせていただきます．その際は必ず小社へご連絡ください.

◈ご送本について

ご送本につきましては，ご注文がありましてから約1週間前後とみていただきたいと思います．お急ぎの方は，ご注文の際にその旨をご記入ください．至急送らせていただきます．2～3日でお手元に届くように手配いたします.

◈個人情報の利用目的

お客様から収集させていただいた個人情報，ご注文情報は本サービスを提供する目的(本の発送，ご注文内容の確認，問い合わせに対しての回答等)以外には利用することはございません.

その他，ご不明な点は小社までご連絡ください.

株式会社 全日本病院出版会
〒113-0033 東京都文京区本郷3-16-4-7F
電話03(5689)5989　FAX03(5689)8030　郵便振替口座00160-9-58753

年　月　日

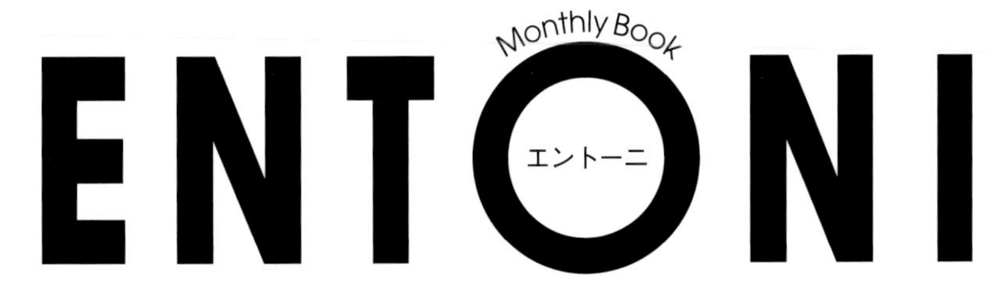

FAX 専用注文書

「Monthly Book ENTONI」誌のご注文の際は，このFAX専用注文書もご利用頂けます．また電話でのお申し込みも受け付けております．毎月確実に入手したい方には年間購読申し込みをお勧めいたします．また各号1冊からの注文もできますので，お気軽にお問い合わせください．

バックナンバー合計5,000円以上のご注文は代金引換発送

—お問い合わせ先—
㈱全日本病院出版会　営業部
電話 03(5689)5989　FAX 03(5689)8030

□年間定期購読申し込み　No.　　から

□バックナンバー申し込み

No.　－　冊	No.　－　冊	No.　－　冊	No.　－　冊
No.　－　冊	No.　－　冊	No.　－　冊	No.　－　冊
No.　－　冊	No.　－　冊	No.　－　冊	No.　－　冊
No.　－　冊	No.　－　冊	No.　－　冊	No.　－　冊

□他誌ご注文

冊	冊

お名前	フリガナ　　印	電話番号
ご送付先	〒　－ □自宅　□お勤め先	

領収書　無・有（宛名：　　　　）

FAX 03-5689-8030 全日本病院出版会行

全日本病院出版会行
FAX 03-5689-8030

年　　月　　日

住所変更届け

お名前	フリガナ
お客様番号	毎回お送りしています封筒のお名前の右上に印字されております8ケタの番号をご記入下さい。
新お届け先	〒　　都道府県
新電話番号	（　　　）
変更日付	年　月　日より　　　　月号より
旧お届け先	〒

※ 年間購読を注文されております雑誌・書籍名に✓を付けて下さい。

- ☐ Monthly Book Orthopaedics（月刊誌）
- ☐ Monthly Book Derma.（月刊誌）
- ☐ Monthly Book Medical Rehabilitation（月刊誌）
- ☐ Monthly Book ENTONI（月刊誌）
- ☐ PEPARS（月刊誌）
- ☐ Monthly Book OCULISTA（月刊誌）

FAX 03-5689-8030
全日本病院出版会行

Monthly Book ENTONI バックナンバー

次号予告

みみ・はな・のどに 内視鏡検査をどう活かすか？

No. 293（2024 年 2 月号）

編集企画／順天堂大学練馬病院教授　角田篤信

掲載広告一覧

No. 292　編集企画：
近松一朗　群馬大学教授

Monthly Book ENTONI　No. 292
2024 年 1 月 15 日発行（毎月 1 回 15 日発行）
定価は表紙に表示してあります．
Printed in Japan

発行者　末　定　広　光
発行所　株式会社　全日本病院出版会
〒113-0033 東京都文京区本郷 3 丁目 16 番 4 号 7 階
電話（03）5689-5989　Fax（03）5689-8030
郵便振替口座 00160-9-58753

印刷・製本　三報社印刷株式会社　電話（03）3637-0005
広告取扱店　株式会社文京メディカル　電話（03）3817-8036